U0395585

中华

杨建荣／主编

科｜普｜新｜说｜丛｜书

本草

沈丕安／编著

上海科学普及出版社

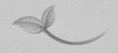

科普新说丛书编辑委员会

主　编

杨建荣

编辑委员　（以姓名笔画为序）

王凡立　卞毓麟　沈丕安　赵卫建　葛林宝

《中华本草》

编　著　沈丕安

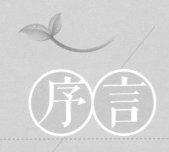

序言

　　科技创新与科学普及恒久为创新发展坚实的左膀右臂。倘说科研是智慧战场中的突击队和尖刀兵，那么科普则可有效夯实全民科学基础，为创新发展提供源源不断的后备军。当前我国正在积极建设创新型国家，科技创新和科学普及齐头并进，正是实现从制造型国家向创新型国家顺利转型之关窍。

　　上海的科普发展始终走在全国的前列。"十二五"期间，上海市具备科学素质的公民比例达18.71%，位居全国各省市之首。"十三五"期间，更力争向25%的目标迈进。培养和提高公民科学素质已成为当前中国社会发展的迫切需要，也是上海科技创新中心建设的基石。科学素质的提高是一个多渠道的终身过程，而科普知识的高效传播则是培养和提高公民科学素质的重要抓手和途径之一。

　　自2012年始，上海科技发展基金会与中国电视唯一读书频道联合推出国内首档电视科普系列讲坛类节目——《科普新说》。节目力邀国内知名专家、学者、权威人士精辟解读科普知识，内容涉及天文、地理、医学、养生保健、食品安全、人文礼仪等方面的知识。截至目前，该节目已于全国多家电视台播放，好评如潮，收视率名列前茅，品牌效应显著。随着相关视频音像的出版发行，《科普新说》已成为丰富群众精神生活、提高公众科学素质的优秀科普资源。

　　为了更好地衍生优秀科普资源影响效应，满足群众对于相关领域进一步

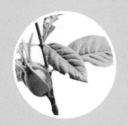 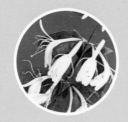 

探求的需要，上海市科学技术协会、上海科技发展基金会、上海市静安区科学技术协会和上海科学普及出版社在与《科普新说》部分主讲嘉宾深入沟通后，撷取精华，在此基础上丰富主讲专题内容，联合推出"科普新说丛书"。

目前，丛书之一辑《灵验小药方》《中华本草》《养生药膳》即将出版，原著沈丕安为上海市首批名老中医，沈老将其临床应用五十多年且效果显著的百多个经验方、药膳方向社会公开，且每一单目由临床症状、主治功效、宜忌人群、经验疗方等板块组合，面面俱到却又深入浅出，务求简单、有效、易操作。

"科普新说丛书"从策划到编辑，一是注重内容的扎实可靠，丛书由专家学者深入阐发，科学性强，权威性高；二是兼顾科普书籍的可读性及趣味性，部分章节穿插中药小常识和中医典故，务求通俗易懂，明白晓畅，让具有初中文化程度以上的读者一目即可了然；三是结合当代阅读方式，附有二维码，让读者在纸质读物与新媒体界面的切换中得到全新的阅读体验，与名老中医抑或其他专家学者得以"面对面"地交流；四是丛书全彩印刷，图文并茂，希望读者因此对药材、药方、药膳等的感受更为直观。

科学技术大力普及、公民科学素质整体提高不仅是上海市委对上海市科学技术协会的要求，更是整个上海发展所要建立起的孜孜以求之目标。而出版社作为文化企业，承担着传播和普及科技文化知识的重要责任，力

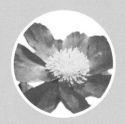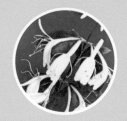

求为广大读者提供普及程度高、覆盖面广，同时又颇有分量的科普图书，搭建起知识流动的桥梁。相较以电视为载体的《科普新说》节目，以纸质为载体的"科普新说丛书"相信会具有更长久的生命力以及更深远的文化传播意义。

上海市科学技术协会、上海科技发展基金会、上海市静安区科学技术协会和上海科学普及出版社衷心希望本丛书一方面能满足群众对科普知识的求知欲，另一方面能以科学的生活方式为指导，与实际生活相对接。在讲科学、爱科学、学科学和用科学的良好氛围的引导下，将科普种子广撒播、入人心，进一步助推公民科学素质的提高。

杨建荣

2017 年 8 月

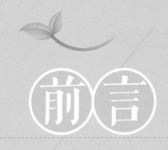

前言

　　与上海市科学技术协会结缘早在上海世博会召开前，当时笔者与一批中医专家受邀至上海科学会堂参加研讨会，会议的主题是"如何普及中医药的科学性"。市科协领导有感而发，网络上存在"中医是伪科学"的论调，甚至叫嚣"废除中医"，实在让人揪心。国家几代领导人都非常重视中医药在医疗和中国文化的价值。国务院发表《中国的中医药》白皮书，将中医药发展上升为国家战略，中医药事业进入了新的历史发展时期。习近平总书记指出：中医药是中华文明的瑰宝，是5 000多年文明的结晶，在全民健康中应该更好地发挥作用。作为科技工作者，弘扬科学精神，普及科学知识，传播科学思想和科学方法是我们义不容辞的责任。

　　作为一名有五十余年临床经验的老中医，有义务和责任来客观辨析本人一生挚爱的中医药事业。中医传承至今已有2 000多年的历史，中医的发展符合科学的三个阶段的三点论说的基本要素，临床实践证明有效。古代中医在有效的基础上提出了大量的理论观点，但尚处于假设阶段。这是由于我国现代物理学、现代化学、生物学起步较晚，滞后于中医学的发展。许多中医又缺少现代化知识和科学方法，难以通过实验研究证实。而西医的理论知识全部是从西方国家引进的，全世界的科学家都在研究西医。先是在实验室中发现新的现象，提出新的理论假设，再由动物实验研究来证实，然后再使用到人体上。但小动物与人体是有差别的，因此西医的理论也在不断地否定修正，

 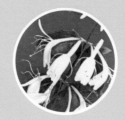 

不断地发展。中医的发展途径与西医不同，中医反映的是我国的文化思想，与西方文化属于不同的体系，决不能混为一谈。

中医为什么会被一些人误认为是伪科学？这与中医自身的表达方式与时代不相符、脱节有关。现代中医若"之乎者也，君臣佐使，阴阳五行，天人合一"，会被视作"向后看"和"倒退"。要想让中医走向世界的舞台，必须要用现代化的语言来表达中医思想，才能易于接受，才能紧跟时代发展的步伐。但我认为，阐明中医药科学机制还需要50年、甚至100年的时间。从牛顿、伽利略开创现代科学发展至今已有300多年，而我国的现代科学起步才刚刚100多年，真正快速发展也只有二三十年。因此，培养优秀的中医人才是我们老一辈中医人的最大心愿，期望后几代的中医人能够引进现代科学方法，促使中医走上现代化、科学化的道路。

上海历来对科学普及工作非常重视，包括中医药的现代化、科学化与普及化。世博会后，市科协与上海教育电视台合作筹摄系列科普节目，讲解中医药的任务便落到了笔者的头上。将深奥难懂的中医理论、中医术语用通俗易懂的语言深入浅出地讲解，以提高公民的科学素养。

两年来，笔者陆续介绍了三方面的内容：食疗养生、灵验小药方、话说本草。共拍摄了百余集，在全国百余家电视台、国外四十多家电视台播放，上海教育电视台反复播放了三年多，深受市民的欢迎，收视率遥遥领先。由

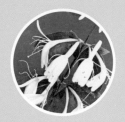

于播放的内容记不住、录不下，有的市民还拍摄在手机里。感谢电视台的精心制作，编导、录音、录像、主持人、发行人等台前幕后的付出和辛勤，使得《科普新说》系列的宣讲任务圆满完成；感谢上海科学普及出版社的精心改编，将原本口语化、方言化的表达转化成规范化的书籍文字，并巧设篇章，实地拍摄药材；感谢上海雷允上药业有限公司的支持。

笔者主要从事免疫病的中医药治疗工作，以前出版的十余部学术性著作重点关注红斑狼疮、免疫病中医治疗学、中药药理与临床运用等方面。有幸在晚年出版一些科普著作，如《五高五低与健康长寿》，以及这次的"科普新说丛书"，以通俗易懂的方式让全国更多的老百姓了解中医药的知识。让伪科学说，让假中医真骗子没有市场，让中华民族的中医药文化世世代代地传承和发扬，走向世界。

作为科普著作，"科普新说丛书"着重体现的是实用性，而非辨证论治。其中既有传统的方子，还有很多笔者的经验方。从临床反馈得知，这些方子使用后有良好效果，也有一些病人反映说有效。这便是科普的意义所在，普及中医，科学惠民。

沈丕安

2017 年 8 月

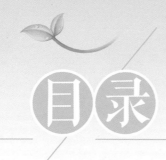

目录

1   第一篇 补虚药

养阴药地黄 / 3

物美价廉的生津药芦根 / 5

石斛和枫斗：生津明目的最佳中药 / 7

枸杞子：保肝明目佳品 / 9

玄参：清热养阴利咽喉 / 10

补益肺胃的沙参 / 12

龟甲：滋阴补肾健骨良药 / 13

增强免疫的鳖甲 / 14

附子：回阳救逆属第一 / 16

接续断骨为续断 / 18

杜仲：补肾健腰最佳之药 / 20

金毛狗脊：治疗脊柱酸痛的良药 / 22

益肾补骨骨碎补 / 23

补肾固涩沙苑子 / 26

菟丝子：补肾育子情谊长 / 27

温和补肾的淫羊藿 / 30

滋补上品冬虫夏草 / 31

鹿角四味补肾壮督 / 32

肉桂：引火归原之品 / 35

温肾壮阳为仙茅 / 36

用途广泛的补气药黄芪 / 37

百搭甘草治百病 / 40

可供充饥的黄精 / 43

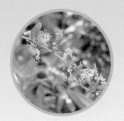
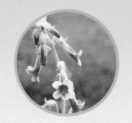
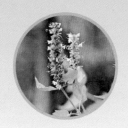

千年灵芝已成"精" / 44

补药之首人参 / 46

益气养阴的西洋参 / 49

党参：气血双补佳品 / 50

太子参：儿童宜服的"人参" / 51

妇科第一要药当归 / 53

乌发延寿何首乌 / 54

止血又补血的驴皮胶 / 56

补血保肝女贞子 / 59

促造血降抗体的山茱萸 / 60

桑葚子：补血美发抗衰老 / 63

67 ————

第二篇　清热药

金银花：小儿退热的好药 / 69

急性乳腺炎与蒲公英 / 70

胖大海：治疗急性声音嘶哑的良药 / 72

慢性咽炎用射干 / 73

西南地区的美菜鱼腥草 / 75

奶癣的特效药土茯苓 / 76

板蓝根、大青叶：抗病毒的要药 / 78

保肝降酶鸡骨草 / 79

保肝降酶垂盆草 / 80

减退黄疸话栀子 / 82

抗癌草药七叶一枝花 / 84

民间经验药材猫人参 / 85

效好而安全的退热药生石膏 / 86

葛根降糖又醒酒 / 87

疏肝解郁暨退热的柴胡 / 90

获国际大奖的青蒿 / 91

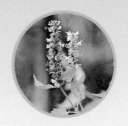
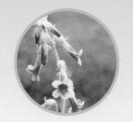
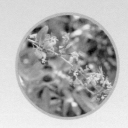

消除脂肪肝的良药地骨皮 / 93

黄连不是黄连素 / 94

抗炎抗过敏的黄芩 / 98

白鲜皮止痒抗过敏 / 100

芙蓉花、芙蓉叶：治疗乳痈的最佳候补 / 102

秦皮护眼护肤又护肾 / 103

妇科传奇良药墓头回 / 104

清肝明目菊花茶 / 107

桑枝、桑叶：美颜护肤佳品 / 108

蔓荆子：保护眼睛治头痛 / 109

眼科要药密蒙花 / 111

青葙子：保护眼睛抗青盲 / 112

清热明目决明子 / 113

明目降脂苦丁茶 / 116

119 ——

第三篇 活血化瘀药

有益于母亲的益母草 / 120

益母的毒儿子茺蔚子 / 122

刘寄奴：治疗冠心病、肝硬化 / 123

郁金除胀又化瘀 / 124

活血通便的良药桃仁 / 127

治疗血管炎的丹皮 / 128

凉血止痛话赤芍 / 129

丹参：治疗冠心病的要药 / 130

徐长卿与白塞病 / 132

产自西班牙的西红花 / 133

巧用红花做胭脂 / 134

软坚散结用莪术 / 137

消炎止痛的姜黄 / 138

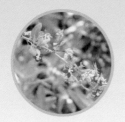
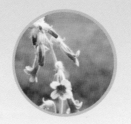
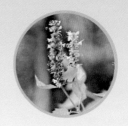

中枢性止痛药延胡索 / 139

水蛭：活血化瘀第一药 / 140

凤仙花子急性子 / 141

形似猫爪的猫爪草 / 143

147 ——

第四篇 止血药

化瘀止血水牛角 / 148

护房树与槐花米 / 150

白茅根：凉血止血的助攻药 / 151

血余炭：来自人体的特殊药材 / 152

治疗紫癜首选蒲黄 / 153

三七止血、化瘀、补益三合一 / 155

艾叶：辟邪驱毒好信物 / 157

白及：肺部出血的止血良药 / 158

保肝乌发墨旱莲 / 160

163 ——

第五篇 理气药

开胃增食白豆蔻 / 165

呃逆特效药刀豆 / 166

解酒第一药枳椇子 / 167

陈皮：可以做成蜜饯吃的中药 / 169

消化道的广效药木香 / 170

快煎砂仁出好药 / 172

佛手：治疗十二指肠溃疡 / 173

治疗痛经的制香附 / 174

解痉镇痛话白芍 / 175

强力行气药厚朴 / 178

利尿通便的辅药大腹皮 / 179

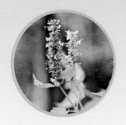
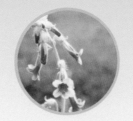
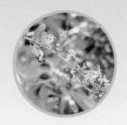

夏季感冒良药藿香 / 180

紫苏：鱼蟹毒的解药 / 181

185 ——— **第六篇** 祛湿利水药

化湿止痛话羌活 / 186

祛风除湿乌头汤 / 188

治风湿壮筋骨的五加皮 / 189

青风藤巧治关节炎 / 190

"鬼馒头"络石藤 / 192

祛风利湿杨柳枝 / 193

松节：祛风湿良药 / 194

蠲饮化水白芥子 / 195

茵陈：退黄利湿要药 / 197

利尿良药车前草 / 198

葶苈子：治疗积液的常规药 / 199

排泄结石金钱草 / 200

抗癌化湿薏苡仁 / 202

重要的利水药泽泻 / 204

207 ——— **第七篇** 止咳化痰平喘药

止咳降气枇杷叶 / 208

止咳降压鼠曲草 / 209

紫菀：止咳化痰的良药 / 210

化痰除胀莱菔子 / 211

不能生服的杏仁 / 214

"白头翁"白毛夏枯草 / 215

降气佳品紫苏子 / 216

化痰止恶话半夏 / 217

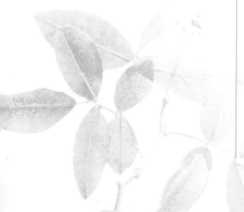

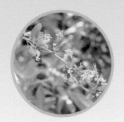
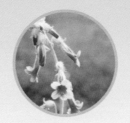
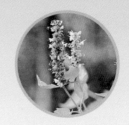

止咳良药贝母 / 219

223 ——— **第八篇** 平肝息风药

通络止痛用天麻 / 224
钩藤：治疗抽搐的最佳药物 / 226
头痛良药白蒺藜 / 227
鲍鱼贝壳石决明 / 229

231 ——— **第九篇** 安神药

酸枣仁安神非安眠 / 232
入夜交合夜交藤 / 233
安神益智化远志 / 234
养心安神柏子仁 / 237
合欢皮：促进睡眠的良药 / 238
珍珠美颜清内火 / 239
"树脂化石"琥珀 / 240
牡蛎：贝壳类安神药材 / 241

245 ——— **第十篇** 固涩药

固涩精气金樱子 / 246
覆盆子：治疗尿频尿急 / 248
敛汗止血五倍子 / 249
浮小麦：特殊的干燥剂 / 250
乌梅：益胆生津之品 / 252
疏肝解郁绿梅花 / 253
碧桃干：自汗盗汗的克星 / 254
酸酸甜甜石榴皮 / 255

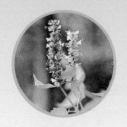
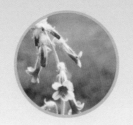
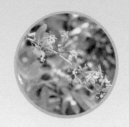

定喘良药白果 / 256

259 ——— 第十一篇   其他

醒脑开窍石菖蒲 / 260

辛香走窜之麝香 / 262

鸡内金：动物内脏促消化 / 263

润肠通便火麻仁 / 264

温中止痛高良姜 / 265

亲人团聚吴茱萸 / 266

营养丰富数山药 / 269

松花粉：皮肤光嫩佳品 / 270

花中君子巧入药 / 271

花药两用玫瑰花 / 272

养颜润肤蛤什蟆 / 273

277 ——— 附 录

中药的安全性 / 278

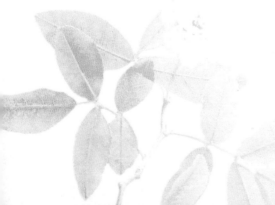

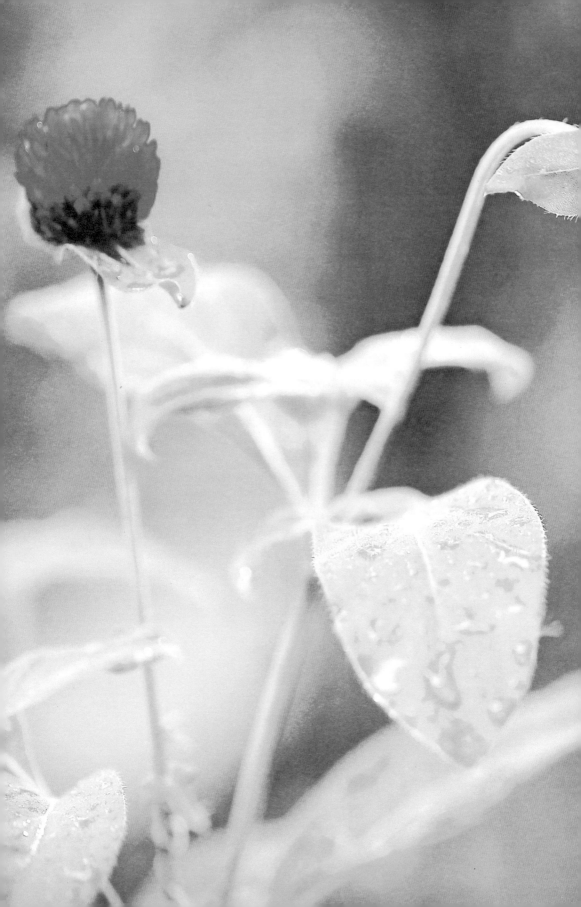

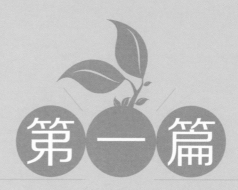

第一篇

补虚药

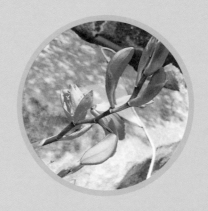

　　补虚扶弱指纠正人体气血阴阳虚衰的病理偏向，以治疗虚证为主。根据补虚药的性能、功效及适应证，分为养阴药、补阳药、补气药、补血药四类。

　　养阴药是补益人体阴气、阴精的药。中医有个理论，"阴常不足，阳常有余"，这是元朝朱丹溪提出来的。阴常不足是指人体阴精、阴血常常不足，且阴虚的人不在少数。阳常有余即火旺，阴虚的人火气旺。明朝时，王伦又提出要补肾阴，因肾阴不足为多。阴虚表现为怕热，内火大，临床表现为经常喉咙干，牙齿腐，时有眼红，有时生火，好热，心情烦躁，大便干结，小便发黄，手心脚心发烫，但量体温却又是正常的。补阴药可以清火，改善上述所提的症状；能够生津，改善口干和大便干燥，调节免疫功能；有的药还能凉血，退掉红斑紫斑。养阴药的性味大部分是甜的，药性凉，如石斛、枫斗、沙参、麦冬、地黄等。此类药都有一类成分叫多糖类，或者说多含黏液质，叫黏多糖。黏多糖能够降低体温，清除内火，清除低热。生津作用就是促使身体里的唾液、胃液、肠液分泌，唾液分泌能改善口干，肠液分泌多了能使大便滋润。

　　补阳药是增加人体阳气的药。阳气不足中医上分成脾阳虚、肾阳虚、心阳虚三种，一般不讲肺阳虚和肝阳虚。心阳虚大部分都是心衰的患者，如泡沫大便、泡沫痰是脾肾阳虚，泡沫尿是肾阳虚。补阳药包括补心阳、补脾阳、温肾阳的药。常用的补阳药有附子、桂枝、肉桂、仙茅、仙灵脾、川断、杜仲、菟丝子、狗脊、鹿茸、鹿角、鹿角胶等。从药理分析，补心阳、脾阳、肾阳都可用附子和肉桂；川断、杜仲主要用于补肾阳；狗脊、菟丝子、鹿角、鹿茸温补肾阳；仙茅、仙灵脾壮阳。补阳药的共同作用特点之一是能够起加速作用，有的药能够加速循环，比如肉桂；有的药能够强心，加快心跳，比如附子。补肾阳大部分都是增强内分泌功能，仙茅、仙灵脾主要是壮阳，增加雄性激素；鹿茸、鹿角促进全身循环，增强整个内分泌系统功能，包括肾上腺、雌激素、雄激素的分泌。补肾阳的药都是温性、热性的，干姜、炮姜一类也用以温补肾阳。补肾药里还有一大类即保护骨头的药，中医讲肾主骨，骨头跟肾有关，保护骨头，防止骨质疏松，要用补肾壮骨的药，如川断、骨碎补。药理研究发现，这类药不但能够保护骨钙不易流失，而且骨头损坏后也能够帮助修复，加速愈合。此外，治疗耳鸣、抗衰老的药也是补肾的。

　　补气药是针对气虚不足的人治疗时使用的药物。气虚临床表现主要是没力气、气短，面色不太好看，有气无力。气虚分为心气虚、肺气虚、脾气虚、肝气虚、肾气虚。五脏气虚，哪个脏气虚，用药也有区分。全身元气不足，则是衰老的表现。气虚不足，则应补气，补气常用的药是人参、黄芪、党参。补气药的共同特点是增加机体的功能，大多数补气药能提高免疫功能，增强造血功能，加快新陈代谢，增强脏器的功能，比如肺的呼吸功能、脾胃消化功能，但肾功能低下不能用补气药，而应补肾。补气药大部分是补气健脾，多是脾胃用药，保护脾胃，增强胃肠功能。

血不足，即要补血补益。《黄帝内经》早有记载，面色灰黄，没有光泽，乏力，是血不足的表现。指甲苍白，甚至指甲微软，头发变脆、变稀，都属于血虚。现在营养好了，临床上血虚的人比较少。检验出血细胞减少，就是血虚，但是血细胞减少的人，不一定表现为面色灰黄；反之，面色灰黄的人，不一定血细胞减少。但面色灰黄者即使血细胞正常，辨证也是血虚，或者气血两虚。中医不是按照化验结果来辨证的，而是作为参考来结合判断。古代因医疗设施限制，只能按照临床表现分类，脸色灰黄、指甲苍白或指甲软就属于血虚。血虚要补血，大部分补血药都能够促进造血功能。有的药能增加红细胞，有的药能增加血红素，有的药能增加白细胞，有的药不一定对造血功能有影响，但也能养血，比如白芍，也属于养血类，但是没有补血功能，也归类为补血药。补血药跟增加血细胞的概念不完全一致。

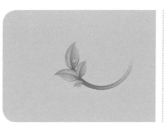

养阴药地黄

【别　名】

生地、干地黄。

【外形特征】

玄参科植物地黄的新鲜或干燥块根。地黄分鲜地黄、生地黄、熟地黄三种。鲜地黄是新鲜的地黄，生地黄是晒干的地黄，熟地黄是蒸熟的地黄。古方中地黄大部分指生地，即干地黄。

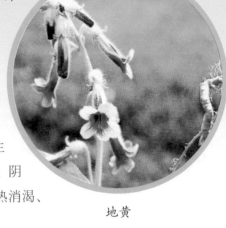

地黄

【药性说明】

性寒，味甘、苦。无毒。

【主治功效】

清热凉血，养阴生津。主治热病舌绛烦渴、阴虚内热、骨蒸劳热、内热消渴、吐血、衄血、发斑发疹。

【用药经验】

● **清热养阴**

生地养阴滋阴，补血生津，既能治病又能补养，长期使用能起到阴阳平衡、强壮体魄、消退低热和清除内火、清热而不伤正的养阴清热功效。

● **强心，保肝，护肾，益肺**

地黄含有弱强度的强心苷，长期服用有益心脏，也可保肝。地黄对抑制蛋白尿和血尿也有效果。和南北沙参同用可以改善肺功能，尤其适用于间质性肺炎患者。

● **治疗血管炎**

地黄能够使血细胞增加，是治疗血管炎的首选药，如腿上的紫斑、紫癜，冬天出现雷诺现象的末梢血管炎。通常地黄跟活血化瘀药一起使用。

● **生津润燥，增加腺体分泌**

地黄中含有黏多糖，可以增加唾液、肠道液体、胃部液体的分泌，改善口干、目干、鼻干、大便干。

● **促进肾上腺皮质激素分泌**

地黄中含有甾体类成分，可以改善因服用强的松引起的

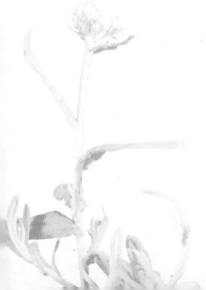

肾上腺皮质功能减退。服用地黄3～6个月，可使血清糖皮质激素上升，连服两年可以恢复正常。

● **注意事项**

需久煎浓煎。生地30克效果最好，需要煎一个小时，煎成浓汤，才能最大限度地析出有效成分。

【宜忌人群】

脾胃虚弱、便溏泄泻、产后泄泻、胸膈多痰、气道不利者禁用。

物美价廉的生津药芦根

【别　　名】

苇根、芦头。

【外形特征】

为禾本科植物芦苇的根茎，是地下部分，有干芦根、鲜芦根两种。芦苇的嫩茎名芦茎，又名苇茎。现药房供应的都是芦根，没有苇茎。

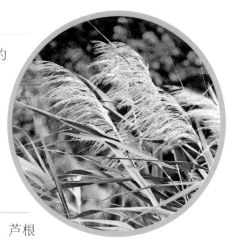

芦苇

【药性说明】

性寒，味甘。无毒。芦根汤液在常规剂量内水煎服没有不良反应，长期服用或大剂量服用也没有明显不良反应。

【主治功效】

清热养胃，生津止渴。传统主治发热口渴、胃热口干等病症。

【用药经验】

● 生津药

《本草纲目》记载芦根主治"消渴""胃中热""止渴"。芦根的养胃生津功效很明显。古代没有输液条件，在治疗发热病的方剂中放入芦根以帮助解决伤津脱液的问题。现代各种发热病输液后患者仍然口干纳少、舌红少津，以芦根煎汤代茶饮服，可减轻口干、食少的症状，提高免疫功能，加速身体康复。

● 治疗口眼干燥

干燥综合征表现为口眼干燥，在复方中加入芦根有助于唾液分泌，改善口燥咽干的症状，似比石斛更为有效。鲜芦根较干芦根更好，宜与生地、麦冬同用。药理证实，芦根黏多糖具有促进腺体分泌的作用，能增加唾液、胃液、肠液。

● 制作饮料和药膳

夏季芦根煎汤代茶饮服，可以清暑热、解口渴。秋天用以润燥。芦根汤液带有甜味而滋润，可放茶叶同泡，当饮料喝。芦根汤液可与菌类、鸡、鱼等一同煲汤，既能增加鲜味，又能减轻食物的毒性。药理证实，芦根对鱼、蟹有解毒作用，还可以减少鱼腥味。

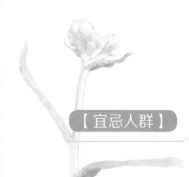

【宜忌人群】

脾胃虚寒者忌服。芦根所含黏液质可能会使脾虚泄泻的人大便更稀。

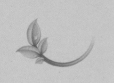

石斛和枫斗：生津明目的最佳中药

【别　　名】

林兰、禁生、金钗花、千年润、吊兰花。

【外形特征】

石斛是兰科植物金钗石斛及其多种同属植物的茎。中药品种有金石斛、鲜石斛、川石斛，主产于云贵川地区。野生的优良品种为安徽霍山石斛，又名铁皮石斛，目前已基本消亡。将石斛的嫩茎加工炮制，边炒边扭成螺旋形后成为枫斗。入药典的有铁皮枫斗、环草枫斗、黄草枫斗、金钗枫斗、马鞭枫斗等几个品种，其中以铁皮枫斗为极品，因表皮成铁绿色而得名。

【药性说明】

性微寒，味甘。无毒。石斛、枫斗在常规剂量内水煎服和嚼服没有不良反应，长期服用也没有明显不良反应。

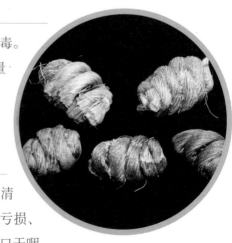

枫斗（商品，用石斛的茎烘干后绕成）

【主治功效】

养胃生津，滋阴清热。传统主治病后津液亏损、内热口渴、胃阴不足、口干咽燥、舌红少津等病症。以清热为主，不用于外感表证，如感冒发烧或上呼吸道感染、打喷嚏、鼻炎、喉咙疼等症状。石斛可造成滑肠，即腹泻。

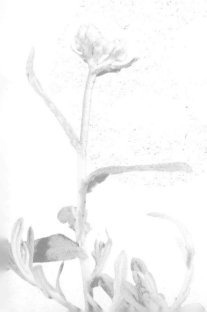

【用药经验】

● 养胃生津

石斛含丰富的黏液质，能促进唾液分泌而使口腔滋润。清代医学家叶天士胃阴学说就是用养胃生津的方法来改善高热患者伤津脱液的情况，即解决水和电解质的平衡问题，这在当时是世界上最先进的理论，对现代仍有指导意义。现代输液可以迅速解决患者的脱液和电解质平衡问题，但患者仍感口咽干渴，舌红少津，内热，只有用以养阴生津的中药才能改善口干症状，加速患者康复。对于发热和内热、糖尿病、甲亢等引起的口干，石斛等养阴生津药是常用的有效的中药。与其他养阴生津药相比，石斛药力强、效果好。养胃一般用金石斛，生津以鲜石斛为好。咀嚼枫斗可以改善正常人的内火咽干，尤其能改善吸烟和饮酒引起的口干。石斛能促进唾液分泌而清口滋润，又能促进胃液肠液分泌，改善干燥，软化大便。

● 配合化疗放疗

对肿瘤患者配合化疗放疗，使用石斛、枫斗可以保护白细胞，增强唾液腺分泌，改善口干内热的症状。石斛、枫斗与玉竹、沙参、麦冬、芦根等同用，效果更好。

● 明目、抗白内障

石斛、枫斗能明目，保护晶状体，抗白内障。对老年人晶状体混浊之早期轻症以及长期服用皮质激素的患者，服用石斛、枫斗可以保护眼睛，延缓和阻止白内障的进展，但作用较慢，需长期服用。

● 增强免疫功能

石斛、枫斗具有增强免疫功能的作用，适用于免疫功能低下的正常人和患者，辨证阴虚内热的可长期服用。

● **保健食疗应用**

　　单味石斛煎汤代茶或咀嚼枫斗能改善内热口干。开水冲泡有效成分不能全部浸出，必须煮沸。食疗药膳有枫斗炒鱼片、石斛莼菜汤等。

【宜忌人群】

　　温热病早期阴未伤者、湿温病未化燥者、脾胃虚寒者均禁服。

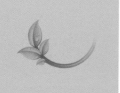

枸杞子：保肝明目佳品

【别　　名】

　　土杞子。

【外形特征】

　　宁夏枸杞的成熟果实。夏、秋两季果实呈红色时采收，热风烘干，除去果梗，或晾至皮皱后晒干，除去果梗。

【药性说明】

　　性平，味甘。无毒。

【主治功效】

　　滋补肝肾，益精明目。用于虚劳精亏、腰膝酸痛、眩晕耳鸣、内热消渴、血虚萎黄、目昏不明。

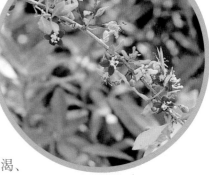

枸杞

【用药经验】

● **明目**

枸杞子可保护视神经，长期服用杞菊地黄丸可以明目。

● **保肝**

枸杞子有较弱的降低转氨酶和减轻脂肪肝的作用。

● **抗衰老**

枸杞子含有超氧化物歧化酶（SOD），长期服用可以延年益寿。常用剂量6～12克，每日煎汤吃。

【宜忌人群】

无禁忌人群。

中医典故

《本草纲目》转载了宋朝苏东坡记载的一个故事。苏东坡家乡的一个村庄里有一口井，里面长了一颗狗形的枸杞树，乡亲们都喝这口井里的水，后来这个村庄里老人很多，长寿的人也很多，苏东坡就把这个故事记载下来，并且作了诗。

玄参：清热养阴利咽喉

【别　名】

元参。

【外形特征】

玄参科植物玄参的干燥根，色黑。产于我国长江流域及陕西、福建等地，野生、栽培均有。冬季茎叶枯萎时采挖。除去根茎、幼芽、须根及泥沙，晒或烘至半干。

【药性说明】

性微寒，味甘、苦、咸。无毒。

【主治功效】

凉血滋阴，泻火解毒。用于热病伤阴、舌绛烦渴、温毒发斑、津伤便秘、骨蒸劳热、目赤、咽痛、瘰疬、白喉、痈肿疮毒。

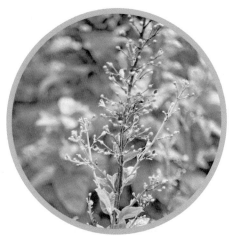

玄参

【用药经验】

玄参可降体温，既可清火，也能养阴，清火效力比地黄强一点，养阴之效比地黄弱一点。临床主要用于慢性咽喉炎，症见咽干、咽痛，经常扁桃体发炎，或声音嘶哑，或常有咳嗽咳痰。玄参常跟金银花、牛蒡子、射干一起使用。生地、玄参、麦冬三药合成增液汤，有生津之效，配合生地加强效果。发烧以后口干，中医叫伤津脱液，可用增液汤治疗津液不足。

【宜忌人群】

脾胃虚寒、食少便溏者不宜服用。

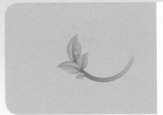

补益肺胃的沙参

【别　　名】

南沙参、泡参、泡沙参。

【外形特征】

中医古籍只记有沙参，直至清初才分成南沙参、北沙参。北沙参是伞形科植物珊瑚菜的根，生于辽宁及福建各省沿海沙滩，药材质地坚实，白色为佳品。南沙参是桔梗科植物杏叶沙参、轮叶沙参等的根，生于全国各省山野，药材体轻质中，黄白色为佳品。

【药性说明】

性微寒，味甘。无毒，但可能会引起胃肠道不适。

【主治功效】

清热养阴，润肺止咳，补气化痰。主治气管炎、百日咳、肺热咳嗽、咯痰黄稠。

【用药经验】

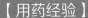

● **治疗慢性咳嗽**

以前结核病很常见，肺结核、肺癌都需要润肺，清热止血，处方时将南沙参、北沙参一起使用。南沙参、北沙

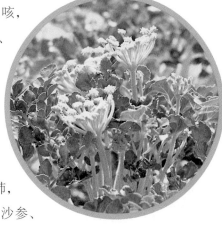

沙参

参润肺效果一致，区别在于北沙参偏于止咳，南沙参偏于化痰，但临床一般不分，止咳化痰一起用，各用12克。

● 养胃

治疗胃溃疡以北沙参为好，清热生津；南沙参药性比较和润柔弱，以调理为好。

【宜忌人群】

脾胃虚寒、食少便溏者不宜服用。

龟甲：滋阴补肾健骨良药

【别　　名】

龟板、乌龟壳、乌龟板、下甲、血板、烫板。

【外形特征】

为龟科动物乌龟的背甲和腹甲（主要为腹甲）。主产地浙江、湖北、湖南等。全年均可捕捉。杀死，或用沸水烫死，剥取甲壳，除去残肉，晒干，以砂炒后醋淬用。

【药性说明】

性平，味甘。无毒。在常规剂量内水煎服没有不良反应，长期服用或大剂量服用也没有明显不良反应。炙龟板滋阴不会畏冷，补肾不会上火，久服不会滑肠。

【主治功效】

滋阴潜阳，补肾填精，养血补心。主治肾阴不足、骨蒸劳热、吐血、衄血、久咳、遗精、崩漏、带下、腰痛、骨痿、阴虚风动、久痢、久疟、痔疮、小儿囟门不合。

【用药经验】

● **最佳的补肾和补益精血药**

龟板性平,不温不凉,临床以滋阴补肾、填精补血为最宜。对肾阴亏损或肾阳不足或阴阳两虚都能使用。中医理论有精不足者补之以味之说,可用龟板、龟板胶,代表方龟鹿二仙膏等。慢性病中医辨证有肾阴亏损、精血不足的病情,主要是低蛋白血症和重度贫血。输血浆、白蛋白等也是补精血之意。长期服用龟板、地黄等也有这方面的效果,但见效缓慢。

● **治疗骨关节损害**

骨关节损害有腰膝酸软之症,为肾损骨虚,龟板与川断、狗脊、接骨木、鹿角片等同用,以补肾壮骨,是治疗骨质疏松的最好药物,既能保护骨质,又能改善症状。

【宜忌人群】

孕妇或胃有寒湿者忌服。

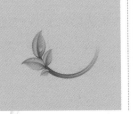

增强免疫的鳖甲

【别　名】

团鱼盖、脚鱼壳、上甲、甲鱼。

【外形特征】

为鳖科动物鳖的背甲。主产于湖北、湖南、安徽等地。

全年均可捕捉。杀死后置于
沸水中烫至背甲上硬皮
能剥落时取出，除去残
肉，晒干，以砂炒后
醋淬用。

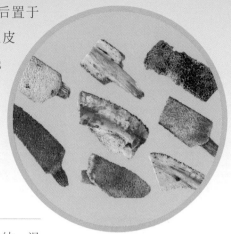

鳖甲（饮片）

【药性说明】

性寒，味甘、咸。
无毒。

【主治功效】

滋阴潜阳，软坚散结，退
热除蒸。用于阴虚发热、骨蒸
劳热、虚风内动、经闭、癥瘕、久疟、疟母。

【用药经验】

● **清虚热**

退烧后体虚无力，内火很大，处方时可以龟板和鳖甲一
起使用。

● **软坚散结**

肿瘤患者伴有低热，鳖甲与人参同用，辅以其他药物，
如鳖甲煎丸。

● **增强免疫功能**

长期服用鳖甲可以使免疫功能低下者增强免疫功能，如
经常感冒的人长期吃鳖甲就不易感冒了。鳖甲具有提高免疫
球蛋白的作用，现在鳖甲为肿瘤患者常用的中药，既能抗
癌，又能提高免疫功能，并对清退低热有利。但对一些自身
免疫性疾病，如红斑狼疮、高球蛋白血症等，经常服用鳖甲
和甲鱼反而使病情加重。

【宜忌人群】

鳖甲是动物蛋白，可能是一种过敏原。脾胃阳衰、食减
便溏、孕妇、过敏者慎服，自身免疫性疾病者禁服。

附子：回阳救逆属第一

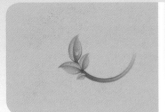

【别　　名】

附片、盐附子、黑顺片、白附片。

【外形特征】

为毛茛科植物乌头的旁生块根，加工炮制为盐附子、黑附子、白附片、淡附片。主产于四川、湖北、湖南等地。6月下旬至8月上旬采挖，除去母根、须根及泥沙，习称"泥附子"。

【药性说明】

性大热，味辛、甘。生的附子有毒，炮制的附子剂量也不宜太大，一般常用剂量是9～10克，到12克为止。附子剂量过大会出现心慌、烦躁、便秘等不良反应。附子中毒表现有：口腔灼热，发麻（从指头开始渐达全身），流涎，恶心，可能呕吐，疲倦，呼吸困难，瞳孔散大，脉搏不规则（弱而缓），皮肤冷而黏，面色发白，可能突然死亡。

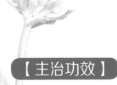

【主治功效】

回阳救逆，补火助阳，散寒止痛。用于亡阳虚脱、肢冷脉微、阳痿、宫冷、心腹冷痛、虚寒吐泻、阴寒水肿、阳虚外感、寒湿痹痛。

【用药经验】

● 治疗心衰

在临床上，附子是治疗心血管疾病的重要药物，主要用于心衰和休克。对于急性心衰，现在大多使用西药洋地黄制剂；对于慢性心衰，长期服用以人参、附子、甘草等为主的中药，患者的心衰症状和健康状况会有明显好转。治疗心衰，一般用9克附子。附子主要针对心肌T波改变，T波低下、血压低、心律减缓、心肌劳损的慢性心衰可长期小剂量服用，且加上人参效果更好，但是不能用丹参，丹参能促进冠状动脉血流，改善缺血，但心肌细胞的缺血、缺氧、劳损主要靠附子跟人参直接作用在心肌细胞上，使代偿功能增强，这就叫强心。

● 补肾壮阳

附子还是治疗肾阳虚寒的主要用药，所谓肾阳虚寒，临床表现有腰膝酸软、肢冷畏寒、痰稀泡沫、便稀泡沫、尿清泡沫、气短乏力、水肿腹水、阳痿性冷等。附子壮阳补肾实际也是促进肾上腺皮质功能增强，性腺功能增强，在以强心为主的同时壮阳补肾。

● 治疗关节炎

治疗关节炎一般用乌头，但附子也能用。服用一段时间后能改善手脚怕冷症状，特别怕冷的人效果更好，但是会导致上火，所以内热大的人也不能吃。

● 煎药方法

附子不能让中药房代煎，代煎一般就15分钟，这么短的时间有效成分无法析出，建议煎一个小时。

【宜忌人群】

孕妇禁用。

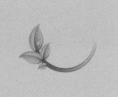

接续断骨为续断

【别　　名】

川断、川断肉、炒续断、接骨草。

【外形特征】

为川续断科植物川续断的根。主产于四川、湖北、湖南、贵州等地。野生、栽培均有。秋季采挖，除去根头及须根，用微火烘至半干堆置"发汗"后再烘干，切片用。

【药性说明】

性微温，味辛、苦。无毒。药性平和，在常规剂量内水煎服或浸酒服没有不良反应，长期服用也没有明显不良反应。大剂量30克以下水煎服，味苦，可能有胃不适和恶心反应。

【主治功效】

补肝肾，壮筋骨，调血脉。传统主治肝肾不足、腰膝酸软、伤筋骨折、妇女崩漏、胎动不安。常与杜仲、牛膝等同用。

【用药经验】

● 治疗腰背酸痛

续断有补肝肾、壮筋骨之功效，与杜仲同用治疗腰肌劳损、骨质疏松、骨质增生以及骨坏死和外伤后遗症。肝肾不足，风湿痹阻之腰背酸痛，腿膝酸冷，喜敲喜温者，常用能强壮体质，改善症状。煎汤服或浸酒服，味苦，放入红枣或甘草可改善口味。对于骨质疏松、骨质增生、骨

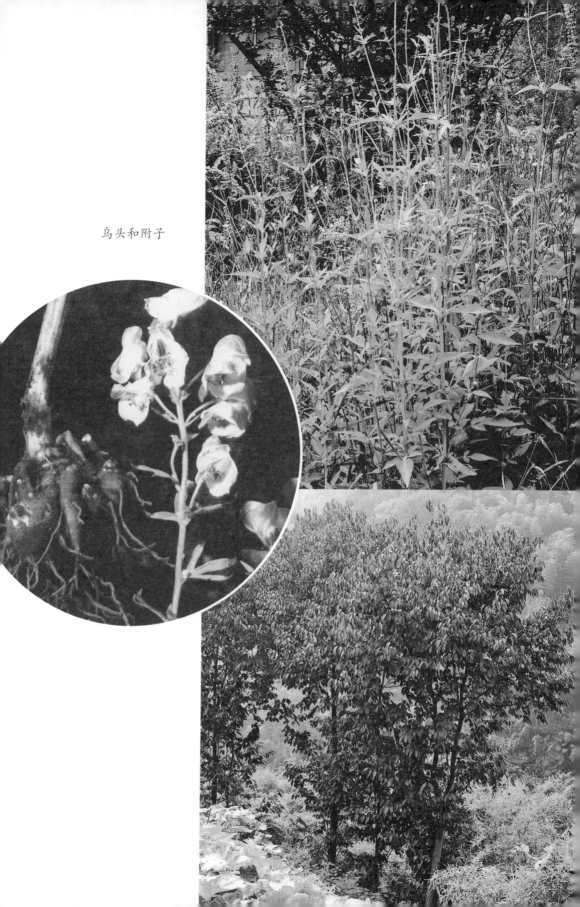

乌头和附子

坏死，虽然无法改变骨头的病变，但可以明显改善这些疾病的症状。

● 治疗骨折

续断能促进骨质新生，与接骨木、三七同用，对不易愈合的骨折和外伤性骨坏死都有促进骨质愈合的作用。对免疫病服用皮质激素引起的骨坏死，续断与接骨木、骨碎补同用，能改善症状，阻止坏死扩大。

● 治疗肾病

临床上，杜仲、续断、接骨木、落得打同用，对治疗慢性肾炎、慢性狼疮性肾炎之蛋白尿有一定的效果，3个月后部分患者的尿蛋白会逐渐下降。

● 保胎

续断用以保胎，能够止血安胎。现代药理证实，续断主要是抑制垂体，缓解子宫肌的收缩，放松子宫，止血保胎。

【宜忌人群】

初痢勿用，怒气郁者禁用。

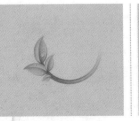

杜仲：补肾健腰最佳之药

【别　　名】

扯丝皮、思仲、丝棉皮、玉丝皮。

【外形特征】

为乔木杜仲的树皮。杜仲树皮、叶子折断后丝丝相连。

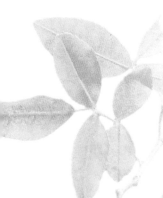

【药性说明】

性温，味甘。无毒。在常规剂量内水煎服没有不良反应，长期服用或大剂量30克以下水煎服也没有明显不良反应。

【主治功效】

补益肝肾，壮筋健骨。传统主治肝肾不足、头晕乏力、腰膝酸软、阳痿、尿频、孕妇腰酸、胎动不安。

【用药经验】

● **治疗肾虚腰痛**

杜仲是治疗肾虚腰酸腰痛的常用药物。许多慢性腰部疾病、后腹膜脏器、盆腔的慢性病，如腰肌劳损、腰椎骨质增生、强直性脊柱炎、慢性腰突症、慢性肾病、慢性尿路感染、慢性盆腔炎等，都有慢性腰酸腰痛的症状。患者腰痛腰酸，喜敲喜暖，中医辨证为肾虚或肾督亏损，这种腰痛腰酸不是消炎止痛片所能解决的。杜仲有改善症状的效果，与续断、狗脊等同用能增效。李时珍评说："杜仲能治腰膝痛，以酒行之，则为效容易也。"

杜仲是安胎的良药，并能治疗妊娠腰酸腰痛。杜仲叶和茶叶制成袋泡茶，长期服用，也可以强身和改善腰酸等症状。治疗风湿痛、慢性腰酸腰痛，特别是强直性脊柱炎，可以用杜仲、续断浸酒长期服用。制作杜仲酒可以用酒精度为40%～60%的白酒1 500毫升，放入杜仲30克、续断30克，密封保存两个星期之后便可饮用。每天喝10～30毫升。

● **治疗肾病**

治疗慢性肾病、狼疮性肾炎，临床常用杜仲、续断与接骨木、落得打等药同用，短期内可改善腰酸腰痛，长期服用可减少蛋白尿。其机理可能与杜仲能促进肾上腺皮质功能，提高体内激素水平，改善肾小球血流有关。另外，杜仲能协助降低肾性高血压。20世纪50年代，苏联人研究杜仲来治疗高血压，效果不是很好，但对于顽固的肾性高血压倒有一定效果，但起效较慢，需长期服用。

【宜忌人群】

阴虚火旺者慎服。

中医典故

《本草纲目》记载了一个案例：一个青年新婚后，发现自己腰酸腿痛，腰膝又软又酸痛，请了个医生来看，说是风湿、脚气，开了方子吃了没效果。后来请了另外一个医生治疗，医生把脉后诊断为肾亏，开了杜仲丸给他吃。吃了一段时间后腰酸腿痛、腰膝酸痛都没了，精神也变好了。

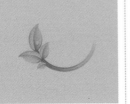

金毛狗脊：治疗脊柱酸痛的良药

【别　名】

金毛狗、金狗脊、金毛狮子、猴毛头、黄狗头。

【外形特征】

为蚌壳厥科植物金毛狗的根茎。可分为生狗脊片和熟狗脊片。

【药性说明】

性温，味苦、甘。无毒。在常规剂量内水煎服或浸酒服没有不良反应，长期服用也没有明显不良反应。

【主治功效】

补肝肾，壮筋骨，祛风湿。传统主治肝肾不足、腰膝酸冷、腿软乏力以及风湿痹痛。

【用药经验】

狗脊对慢性腰酸背痛有效，与杜仲、续断、补骨脂同用，狗脊的补益肝肾之力不如前三个药，但祛风湿能力较强。狗脊入督脉经，可治疗脊柱病，如强直性脊柱炎、骨质疏松、脊椎的骨质增生、腰椎间盘突出等。单用狗脊容易上火，可将续断、杜仲、狗脊一起使用。

【宜忌人群】

狗脊药性较杜仲、川断温热，辨证阳虚、寒湿、畏冷的较合适，有内热的患者服之会上火。

益肾补骨骨碎补

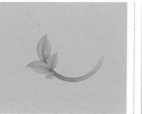

【别　　名】

申姜、毛姜、猴姜。

【外形特征】

为水龙骨科植物槲蕨、中华槲蕨、崖姜等以及骨碎补科植物大叶骨碎补、海州骨碎补的根茎。

【药性说明】

性温，味苦。无毒。在常规剂量内水煎服一般没有不良反应，长期服用也没有明显不良反应。

【主治功效】

补肾强骨，续伤止痛。传统主治肾虚腰痛、腰酸耳鸣、肾虚泄泻、骨折损伤、筋骨酸痛、风湿痹痛。

【用药经验】

● 治疗耳鸣

骨碎补传统治疗耳鸣和外伤。《本草纲目》记载，"治耳鸣及肾虚久泄"。中医认为肾开窍于耳，耳鸣辨证大多为肾虚，尤其表现为中老年人的神经性耳鸣。骨碎补对神经性耳鸣和药源性耳鸣都有效，与天麻同用能增效。

● 治疗关节炎和提高钙、磷水平

老年性骨关节炎、骨质疏松、骨质增生和慢性类风湿关节炎，中医辨证是肾虚风湿，这方面的中药和方剂很多，效果都比较好，但对较顽固的、肿胀的、有积液的，就比较难治。骨碎补具有抗细胞退行性病变、抗骨关节炎症、提高血清钙磷水平、促进骨对钙的吸收作用，因此在复方中加入骨碎补有助于减轻疼痛、消除肿胀、促进积液吸收。长期服用能保护骨质，延缓骨的退变老化。

● 降脂

骨碎补具有明显的降低胆固醇和甘油三酯的作用，并有抗动脉粥样硬化和强心的作用，但中医典故中没有这方面的记载，现代临床上也没有引起重视。

● 解药毒

骨碎补可激活肝药酶，减轻、解除药物对肝脏的损害，有保肝解毒的作用，对药物引起的耳毒和肾毒也有保护和减毒之效，如可以减轻使用庆大霉素后产生的耳鸣、耳聋的不良反应。长期服用中西药物的患者，为了防止某些药物的肝毒性、肾毒性和耳毒性，可经常服用骨碎补以保肝降酶、保肾护耳。

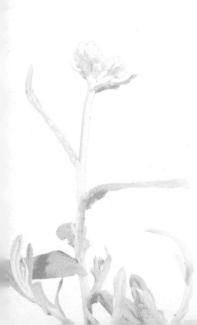

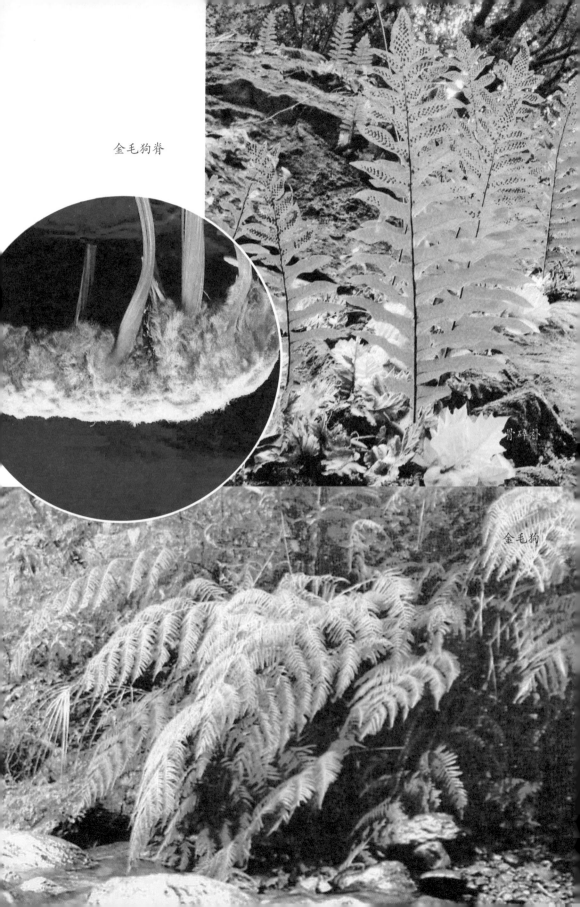

金毛狗脊

骨碎补

金毛狗

【宜忌人群】

药性温热，对内热较重的人服之内火更大，会引起齿浮、咽痛、口干、便秘等不良反应。

中医典故

《本草纲目》记载，唐玄宗李隆基在安史之乱时逃跑途中因伤骨折，当地郎中采了一把新鲜草药，用以煎汤内服和捣碎外敷而治愈，同时还治好了皇帝的腰酸和耳鸣。皇帝问草药的名称，郎中答之恳请皇上赐名，"帝以其主折伤，补骨碎"，因而赐名骨碎补。

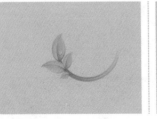

补肾固涩沙苑子

【别　　名】

沙苑蒺藜、潼蒺藜。

【外形特征】

豆科植物扁茎黄芪的种子。秋末冬初果实成熟尚未开裂时割取或连根拔出，晒干打下种子，除去杂质。

【药性说明】

性温，味甘。无毒。常规剂量内使用或大剂量使用没有不良反应，长期服用也没有不良反应。

【主治功效】

补肾固精，益肝明目。传统主治肝肾不足、腰膝酸软、小便频数、遗精、目糊等病症。

【用药经验】

对于老年人夜尿频数，夜间小便七八次的，在复方中加入沙苑子30克，水煎服，3天后夜尿减少为三四次，再服用4天，夜间小便减少为一二次。最严重者，一夜间小便20次左右，服用一剂，当夜小便就减少为6次，继续服用一星期，夜间小便减少为3次。服用一个月后，一直固定在二三次。如果患者白天夜间小便都有频多的情况，则用沙苑子30克，金樱子、覆盆子各12克，水煎服，可减少日夜小便次数。

【宜忌人群】

相火炽盛、阳强易举者忌服。

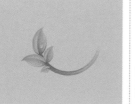

菟丝子：补肾育子情谊长

【别　　名】

豆寄生、无根草、黄丝、黄丝藤、无娘藤、金黄丝子。

【外形特征】

为旋花科植物菟丝子的干燥成熟种子。秋末冬初果实成熟时割取地上部分，晒干打下种子。

【药性说明】

性平，味辛、甘。无毒。菟丝子药性平和，长期服用很少有不良反应。

【主治功效】

滋补肝肾，固精缩尿，安胎，明目，止泻。主治阳痿遗精、尿有余沥、遗尿尿频、腰膝酸软、目昏耳鸣、肾虚胎漏、胎动不安、脾肾虚泻；外治白癜风。

【用药经验】

● **治疗小便淋漓不尽**

菟丝子跟金樱子、覆盆子一起用，可以治疗男性前列腺肥大引起的小便淋漓不尽。笔者经验，临床单用菟丝子时常用剂量为30克，但需要长期吃，且要煎汤服用，丸剂效果不如汤剂，可以改善腰酸、腿软、小便淋漓、男性性功能不良。

● **治疗生殖系统疾病**

小便淋沥、性冷精少、腰膝酸软等症状大多是男性泌尿生殖系统的慢性疾病，包括前列腺炎、附睾炎、精囊腺炎等所引起的阳痿、早泄、少精、死精等男性性功能减退症、不育症以及女性不孕症。菟丝子能补肾育子，现为临床所常用。

【宜忌人群】

菟丝子为平补之品，但偏补阳，阴虚火旺、大便燥结、小便短赤者不宜服用。

中医典故

菟丝子为旋花科缠绕性草本植物，无根而有吸器，吸附在其他植物上蔓延生长。菟丝缠绕和依附的特性，古代常用来比喻夫妇感情缠绵和相依不相离。有汉古诗云："与君为新婚，菟丝附女萝。菟丝生有时，夫妇会有宜。""菟丝从长风，根茎无断绝。无情尚不离，有情安可别？"第一首诗的意思是与夫君新婚，像菟丝子与女萝相

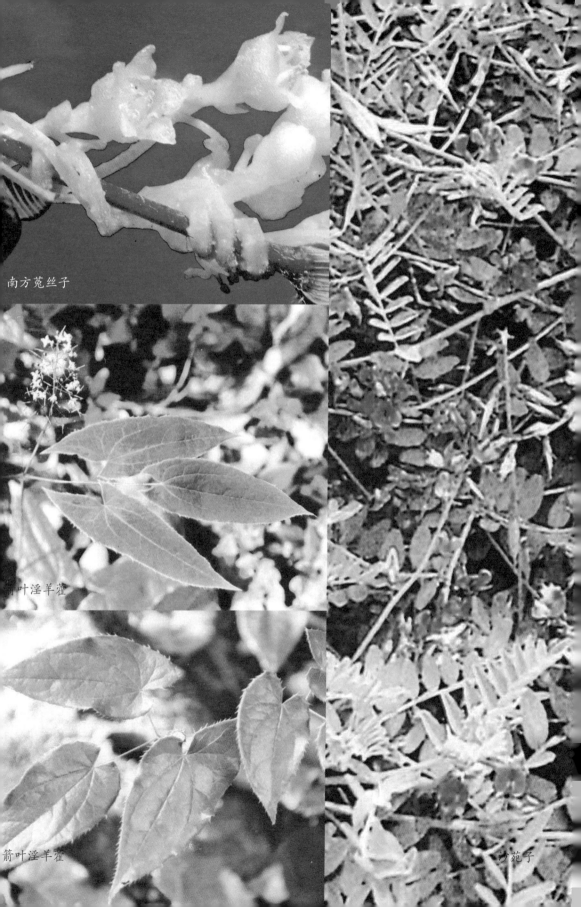

南方菟丝子

箭叶淫羊藿

箭叶淫羊藿

沙苑子

互依附那样，菟丝随时随地生长，夫妇也要相亲相爱两相宜。第二首诗的意思是菟丝随风而生长，根茎蔓延而不断绝，无情的草木尚且不相分离，有情的亲人怎么可以离别呢？

温和补肾的淫羊藿

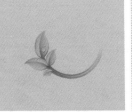

【别　　名】

仙灵脾、牛角花、三叉风、羊角风、三角莲。

【外形特征】

为小檗科植物淫羊藿、箭叶淫羊藿、柔毛淫羊藿、巫山淫羊藿或朝鲜淫羊藿的干燥地上部分。夏秋茎叶茂盛时采收，割取地上部分，晒干，切碎。生用或以羊脂油炙用。

【药性说明】

性温，味辛、甘。无毒。常规剂量内使用或大剂量使用没有不良反应，长期服用也没有不良反应。

【主治功效】

补肾阳，强筋骨，祛风湿。主治阳痿遗精、筋骨痿软、风湿痹痛、麻木拘挛；更年期高血压。

【用药经验】

淫羊藿能促进肾上腺皮质功能，从而提高体内激素水平，对需要激素减量的免疫性患者，淫羊藿能祛除风湿，是治疗筋骨酸痛的常用药。对于肾阳不足、寒湿痹痛等病症，既能温阳补肾脏，又能散寒除湿。对中老年人的腰酸背痛、肩周炎、骨关节炎、类风湿关节炎、强直性脊柱炎更为适合。单味长期服用可以减缓性功能减退，改善腰酸，但治疗性功能严重减退的要配合其他药物进行复方治疗。

【宜忌人群】

阴虚火旺者不宜服。

中医典故

《本草纲目》载："弘景曰，服之使人好为阴阳。西川北部有淫羊，一日百边合，盖食此藿所致，故名。"这段文字不但记录了淫羊藿名称的由来，也是它具有壮阳功效的最早记载。

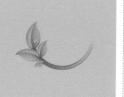

滋补上品冬虫夏草

【别　　名】

虫草、冬虫草、夏草冬虫。

【外形特征】

为麦角菌科真菌冬虫夏草菌寄生在蝙蝠蛾科昆虫幼虫上的子座及幼虫尸体的复合体。主产于四川、青海、云南、贵州，西藏、甘肃亦产。夏至前后，在积雪尚未融化时入山采集，挖出后，在虫体潮湿未干时，除去外层泥土及膜皮，晒干；或黄酒喷使之软，整理平直，微火烘干。生用。

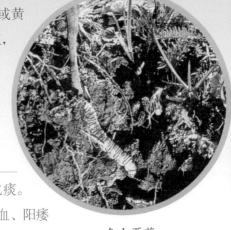

冬虫夏草

【药性说明】

性平，味甘。无毒。长期服用没有不良反应。

【主治功效】

补肺益肾，止血化痰。主治久咳虚喘、劳嗽咯血、阳痿遗精、腰膝酸痛。

【用药经验】

平时服用能增强免疫功能，使感冒减少，降低感染，还有抗衰老作用，但要长期服用才有效。在临床上能够配合化疗，在恶性肿瘤的减毒方面起到增效的作用，从而保护骨髓。还可以用于慢性肾炎、哮喘、性功能减退和激素减量。

【宜忌人群】

无禁忌人群。

鹿角四味补肾壮督

【别　　名】

鹿角、鹿茸、鹿角胶、鹿角霜。

【 外形特征 】

鹿角为雄鹿已角化的老角，切片使用。研末名鹿角粉。鹿角胶为鹿角煎熬浓缩而成的胶状物。鹿角霜为鹿角熬胶后的残渣，再拌入 1/5 的鹿角胶。鹿茸为鹿科动物梅花鹿、马鹿等的雄鹿密生茸毛尚未骨化的幼角。梅花鹿的鹿角比马鹿的好，血片质优，粉片质次。

【 药性说明 】

性温，味甘、咸。无毒，但药性温热，服用不当或剂量过大会引起虚火上升，甚至出血。

【 主治功效 】

补肾壮阳，填精生血，强筋壮骨。入督脉经，有壮督功效。传统主治肾阳虚寒、腰酸肢冷、阳痿精少、血少面萎、消瘦乏力、妇女崩漏带下、小儿发育不良等病症。

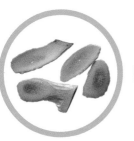
鹿角片

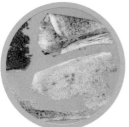
鹿角霜

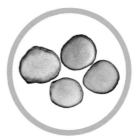
鹿茸粉片

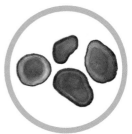
鹿茸血片

【 用药经验 】

● 强壮体质

鹿茸、鹿角、鹿角胶药性温热。传统治疗肾阳不足、督脉亏虚、命门火衰、精血亏损的病症，临床用于治疗畏寒肢冷、腰酸腿软、阳痿性冷、面色不华、脉沉细弱等症。对老年人阳虚之体进行强壮调理，长期服用能增强体质，延年益寿。现药理研究证实，鹿茸、鹿角、鹿角胶不仅具有强壮作用、增加合成代谢、强心，还能抗衰老、抗氧化、提高

SOD活性作用等，这些都是老年人健康长寿的必需条件。

● 提高激素水平

鹿茸能促进肾上腺皮质功能和男女性腺功能，因而能治疗肾上腺皮质功能和性腺功能减低的患者，证实了传统补肾壮阳的功效。男子阳痿，女子性冷淡，经常服用鹿茸可提高性机能。健康的中老年人常服鹿茸不但延缓衰老，而且能保持性机能的良好状态，延缓性衰老。中青年人早泄以阴虚型为多，服用鹿茸、鹿角可能会过分兴奋而加快早泄。

● 补精血

鹿茸能促进骨髓造血而能提高血红蛋白和红细胞数、白细胞数，是一味临床疗效很好的补血药，可用于难治性贫血，如增生不良性贫血、再生不良性贫血、多次化疗后骨髓抑制，常规药已经耐药而无效时可用。鹿角片、鹿角胶、鹿茸与阿胶同用可加强效果。对于自身免疫病体内有特异性抗体引起的血细胞破坏，发生溶血性贫血，血小板减少，中医辨证有瘀热，鹿角片或鹿角胶与生地、熟地、郁金、丹皮、水牛角等同用，可滋阴化瘀，平衡阴阳寒热，虽慢但有效。鹿茸能促进核酸和蛋白质的合成，对营养不良消瘦、慢性肾病、肿瘤等疾病并发的低蛋白血症，每日少量服用，能改善营养，改善贫血，振奋精神，提高血清白蛋白的含量。这是鹿茸大补精血功效的另一方面。

● 治疗关节炎

鹿角有活血消肿的功效。鹿茸、鹿角有抗炎作用。古方阳和汤中将鹿角胶与地黄、白芥子等同用。现临床可治疗类风湿关节炎、骨关节炎引起的关节肿胀、滑囊积液以及肿胀指，辨证为肾虚骨损、水饮积聚，鹿角能减轻炎症，促进积液吸收。鹿角片、鹿角胶、鹿角霜都有类似的功效。

鹿角四味入督脉经，有温肾壮督、活血通络的功效。对于强直性脊柱炎腰背足跟疼痛板滞、颈椎病发作、项背肩臂

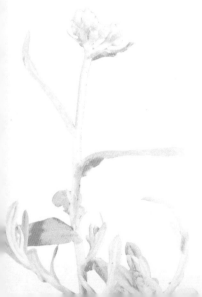

痛胀酸麻、困重板滞以及脊柱风湿劳损性酸痛，中医辨证为督脉虚寒之证，可将鹿角片、鹿角霜与羌活、续断、杜仲等同用，能改善酸痛畏冷的症状。

鹿角有活血强筋骨之功效，能促进骨质新生，伤口愈合，可用于外伤性和药物性骨坏死，与续断、接骨木、参三七等同用，可改善疼痛吊筋症状，阻止骨坏死的发展。

【宜忌人群】

高血压、肝炎、肝肾功能不正常者不宜使用。

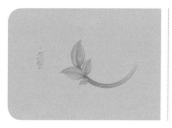

肉桂：引火归原之品

【别　　名】

玉桂、牡桂。

【外形特征】

为樟科植物肉桂的干皮和枝皮。多于秋季剥取，刮去栓皮，阴干。因剥取部位及品质的不同而加工成多种规格，常见有企边桂、板桂、油板桂等。

【药性说明】

性大热，味辛、甘。无毒。

【主治功效】

补火助阳，引火归原，散寒止痛，活血通经。主治阳痿、宫冷、腰膝冷痛、肾虚作喘、阳虚眩晕、目赤咽痛、心腹冷痛、虚寒吐泻、寒疝、奔豚、经闭、痛经。

【用药经验】

● 引火归原

对于身体上部火很大但脚很凉的患者，可引火归原，即把火引到原来的地方。内科就是用肉桂磨成粉做成药饼子，敷在脚底心涌泉穴的地方，叫引火归原。对于一些火老向上冒的患者，可将火气下引，有时候效果还很快。

● 治疗膝关节肿胀积液

类风湿关节炎是现代常见病，骨关节炎、骨关节腔积液常由骨质增生引起，老年人多见。老年人本身就肾火不足，命门火衰，即内分泌功能减退。肉桂能增强内分泌功能，扩张血管，加速血液循环，局部血液循环改善以后，水分回收，中医上叫化饮，关节腔积液化掉又重新吸收。

【宜忌人群】

阴虚火旺、热性症状及各种急性炎症者不宜。

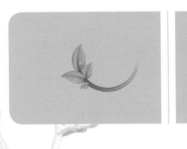

温肾壮阳为仙茅

【别　　名】

独脚丝茅、山棕、地棕、千年棕、番龙草。

【外形特征】

为石蒜科植物仙茅的干燥根茎。春初发芽前及秋末地上部分枯萎时采挖，除去须根，晒干。

【药性说明】

性热，味辛。有毒。

【主治功效】

补肾阳，强筋骨，祛寒湿。主治阳痿精冷、筋骨痿软、腰膝冷痹、阳虚冷泻。

【用药经验】

仙茅是温肾壮阳药，药性较淫羊藿更热，临床治疗男性不育症，主要是阳痿和死精以及中老年男性性功能衰退。仙茅制成的二仙汤治疗更年期妇女内分泌功能紊乱，体内雌激素雄激素比例失调，仙茅、淫羊藿同用具有调节内分泌功能的作用，但是仙茅的剂量必须掌握在常规范围内，不可大剂量使用，以免中毒。仙茅、淫羊藿对于促进男性性功能的效力不如鹿茸强。

【宜忌人群】

阴虚火旺者忌服。

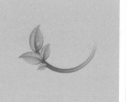

用途广泛的补气药黄芪

【别　　名】

绵芪。

【外形特征】

为豆科植物蒙古黄芪或膜荚黄芪的干燥根。春秋两季采挖，除去须根及根头，晒干，切片，生用或蜜炙用。

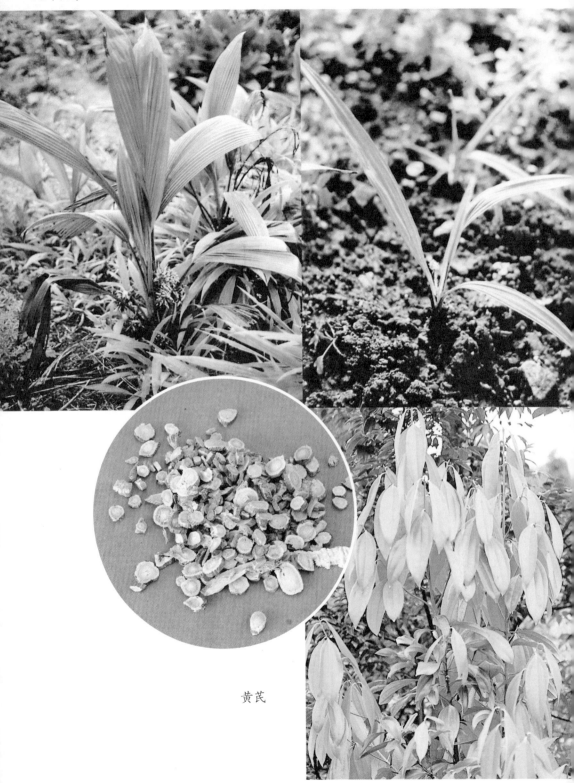

黄芪

肉桂

【药性说明】

性温，味甘。无毒。

【主治功效】

补气固表，利尿托毒，排脓，敛疮生肌。主治气虚乏力、食少便溏、中气下陷、久泻脱肛、便血崩漏、表虚自汗、气虚水肿、痈疽难溃、久溃不敛、血虚萎黄、内热消渴以及慢性肾炎蛋白尿、糖尿病。

【用药经验】

● 补气

黄芪这味药是补气药的代表药，金元四大家的李东垣有一个方子叫补中益气汤，主要药就是黄芪。现代主要用于治疗内脏下垂，比如胃下垂、肠下垂、子宫下垂、肾脏下垂等。要治疗这些症状，中医叫补中气，黄芪能够促进韧带肌力增加，长期服用还可以改善肺的呼吸功能。

● 固表卫外

黄芪还有个作用，中医叫固表。《黄帝内经》提到，体表有卫外功能，皮肤卫外从而抵御外邪风寒湿，可以使用黄芪提高防御功能。黄芪能够增强分子免疫，促使皮肤表面产生干扰素。

● 利水消肿

黄芪能利水消肿，抑制蛋白尿。对于很多慢性肾炎患者，肾脏病科医生都喜欢用黄芪，而且剂量很大，30克、60克，使它抑制蛋白尿，慢性肾炎的蛋白尿减少，肿也可消除。

● 补血

黄芪能够补血，在当归补血汤里，黄芪的剂量是当归的五倍。医学研究证明，黄芪能促进骨髓造血。对于血色素很低的患者，或是大便出血，胃溃疡，或是慢性出血者，除了输血以外，平时可吃点黄芪，恢复力气，加强造血功能。

● **托毒生肌**

托毒指邪毒从体内驱托出来。严重的皮肤细菌感染，会出现全身性的中毒症状，比如菌血症、毒血症、败血症，中医称为邪毒内陷。治疗这些疾病时，一方面使用清热解毒药，同时使用黄芪以托毒。皮肤创口长期不能愈合是免疫力低下的表现，使用黄芪后能促使创口加速愈合。

【宜忌人群】

免疫亢进者不宜。

中医典故

《本草纲目》记载，唐朝时柳太后患风病，张不开嘴，不能说话也不能服药，御医束手无策。大臣请来许胤宗，开了黄芪、防风二药各一斤，施以熏蒸法。一大锅水煮沸后放在床铺下面，满室雾气，药气浓烈，柳太后出了一身汗，至傍晚便可开口。

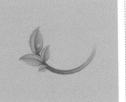

百搭甘草治百病

【别　名】

甜草根、红甘草、粉甘草、粉草。

【外形特征】

为豆科甘草属植物甘草的根和根状茎。春秋两季采挖，以秋季为佳。除去须根，晒干，切厚片，生用或蜜炙用。

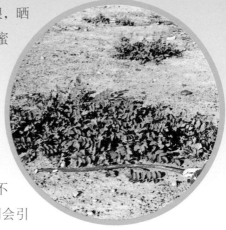

甘草

【药性说明】

性平，味甘。无毒。在常规剂量内水煎服没有不良反应，长期服用也没有明显不良反应，但大剂量使用会引起水肿和高血压。

【主治功效】

清热解毒，润肺止咳，缓急止痛，调和诸药；炙甘草能补脾益气。主治咽喉肿痛、咳嗽、脾胃虚弱、癔症、痈疖肿毒；胃十二指肠溃疡、肝炎、药物及食物中毒。

【用药经验】

● **激素样作用**

长期服用少量甘草能使人健壮，长力气，这是由于甘草甜素具有激素样的作用，促进人体肾上腺皮质分泌激素的功能，从而有补虚功效。

● **调节免疫功能**

甘草对人体的免疫功能是双向性的，部分成分能增强免疫功能，包括增强网状内皮系统，增强 NK 细胞，增强干扰素、白介素；部分成分又具有抑制免疫功能和抗过敏抗变态反应的作用。总之，甘草对人体的免疫功能是有益处的。

● **润肺祛痰**

甘草具有中枢性镇咳作用，并能促使咽喉和支气管黏膜分泌，使痰液容易咯出而有祛痰效果。西药复方甘草合剂至今仍是常用药。

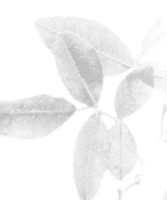

● **缓中解痛**

缓中即缓和中焦，指的是腹腔胃肠部位。急性胃肠病有腹痛症状，甘草可以缓和腹痛。药理研究证实，甘草具有缓解胃肠平滑肌痉挛性疼痛的作用，与白芍同用能增效。甘草还具有抗溃疡、抑制胃酸、利胆保肝的作用，是中医治疗胃病和肝胆疾病的常用药。

● **解毒作用**

甘草对药物中毒、食物中毒、农药中毒、体内代谢产物中毒以及细菌病毒的毒素等均有解毒作用，对环磷酰胺有增强解毒之效。其解毒机制可能是与多方面的综合效果有关，如甘草甜素的激素样作用、甘草酸的吸附作用、葡萄糖醛酸的结合解毒作用、肝脏药酶解毒的诱导作用等。大量的慢性病患者长期服药二三十年而没有出现不良反应，这一方面与整个处方没有毒性药物有关，也与每帖药必用甘草有关。

● **抗炎、抗菌、抗病毒、抗肿瘤**

在临床上，甘草是治疗病毒感染和癌症的常用药，也是治疗风湿性炎症和免疫性炎症的常用药。

● **降低血脂，抗动脉粥样硬化**

临床上，甘草也是中医治疗心脏病的常用药。

● **调和百药**

甘草是中医使用最为广泛的中草药，基本上每方必用，古代称之为国老。国老是皇帝老师的尊称。中医方剂按照君臣佐使配伍原则，意思是甘草虽然不作为帝君之药，但"为君所宗""为众药之主"，较君药更加重要。这是因为甘草可以调和百药，改善中草药汤汁的苦味，解除各种中草药的毒性和不良反应，使整个方剂增效解毒，被称为百搭药。在治疗慢性病时，患者可长期服用。

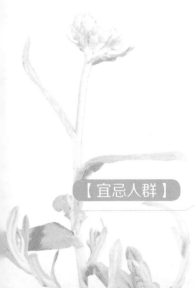

【宜忌人群】

实证中满腹胀忌服。

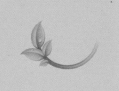

可供充饥的黄精

【别　名】

土灵芝、老虎姜。

【外形特征】

为百合科植物黄精、
囊丝黄精、热河黄精、
滇黄精、卷叶黄精等的
根茎。春秋两季采挖，
洗净，置沸水中略烫或蒸
至透心，干燥，切厚片用。

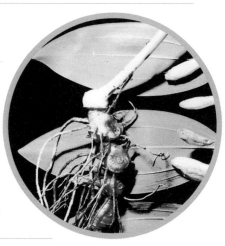

多花黄精的根茎和花

【药性说明】

性平，味甘。无毒。

【主治功效】

补中益气，润心肺，强筋骨。主治虚损寒热、肺痨咯
血、病后体虚食少、筋骨软弱、风湿疼痛、风癫癣疾。

【用药经验】

《本草纲目》记载，可用黄精治疗消渴病，消渴病相当
于现代的糖尿病。现在临床上都用黄精治疗糖尿病。现代药
理实验发现，黄精含有多糖，即黏多糖。服用黄精后，先升
血糖，后降血糖，上升是因为多糖溶解，多糖起作用后再降
糖。一般剂量为30克。生黄精刺激喉咙，手部接触也容易

引起过敏，但炮制过就没有过敏现象，现在药店里都是炮制过的制黄精。此外，黄精还有增强免疫和抗衰老的作用。

【宜忌人群】

中寒泄泻、痰湿痞满气滞者忌服。

中医典故

忽思慧《饮膳正要》和李时珍《本草纲目》上都记载了一个故事。江西临川有一户乡绅人家的年轻丫头，不愿意被老主人纳妾而逃入深山中，采食野果野菜充饥，晚上就睡在大树底下。冬季时有一天挖到一种草根，味道黏腻而甘美，食之不易饥饿。数年后，身体渐渐变轻，既瘦又健，能凌空上树，健步如飞。一日村中有农人来深山砍柴，见一年轻妇人，以为仙女，回去后向乡绅报告。乡绅认出其是逃匿的丫头，便派人用网围捕，此女很快翻上山顶，未能追及。有人说此女可能服用了仙丹灵药，有人说此女已得道成仙，于是备具酒食于日常来往之路，女来取食而被擒获。乡亲们安慰关心，告之乡绅已不再逼婚，并问数年来如何生活。女俱告之，并领众人上山，指认所食之草，采后去问采药老农，谓之黄精。老乡绅想要长生，便让人去采，却误采了钩吻，食之当即死亡。

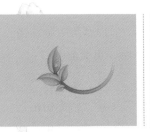

千年灵芝已成"精"

【别　名】

赤芝、红芝、木灵芝、菌灵芝、万年蕈、灵芝草。

【外形特征】

为多孔菌科真菌赤芝或紫芝的干燥子实体。除野生外，现多为人工培育品种。全年可采收，除去杂质，剪除附有朽木、泥沙或培养基质的下端菌柄，阴干或烘干。

【药性说明】

性平，味甘。无毒。在常规剂量内水煎服没有不良反应，长期服用也没有明显不良反应。

【主治功效】

补气安神，止咳平喘。用于眩晕不眠、心悸气短、虚劳咳喘。

【用药经验】

灵芝的作用是多方面的。除了具有补气、加强体质、提升精神、改善睡眠、减少感冒的作用之外，主要为抗衰老所用。对于抗癌，灵芝的作用是间接的，临床可作为配伍药使用，通过增强免疫功能来抗癌，但疗效很弱。临床上一般是康复时所用，如癌症手术后开灵芝30克用以促进康复，癌症患者甚至是晚期的患者也开灵芝30克。灵芝可与人参、黄芪、枸杞子、地黄等同用，也可浸酒泡服。白酒500克，浸泡灵芝30～60克，每天少量服用。灵芝的药性较弱，需长期服用才能增强体质。

【宜忌人群】

实证患者慎服。

中医典故

诗人苏东坡在京城时，有人凿井，挖得一物如婴儿的手臂，五指俱全，皮肤如活人一般。人们都不认得，献给苏东坡。东坡问一隐士，回曰此乃肉芝也，多食延寿。东坡便与家人烹而食之。

补药之首人参

【别　　名】

山参、白参、红参、棒锤、园参。

【外形特征】

为五加科植物人参的干燥根。栽培者为"园参"，野生者为"山参"。多于秋季采挖，洗净。园参经晒干或烘干，称"生晒参"；山参经晒干，称"生晒山参"；经水烫、浸糖后干燥，称"白糖参"；蒸熟后晒干或烘干，称"红参"。

【药性说明】

性平，味甘、微苦。无毒。

【主治功效】

大补元气，复脉固脱，补脾益肺，生津安神。主治体虚欲脱、肢冷脉微、脾虚食少、肺虚喘咳、津伤口渴、内热消渴、久病虚羸、惊悸失眠、阳痿宫冷；心力衰竭、心源性休克。

【用药经验】

现代人参已被广泛应用，有病治病，无病保健，不但用于冬令进补，也可四季常服。有怕冷、疲倦、乏力、腰酸、头晕、血压偏低、记忆减退、性功能降低等症状的人群；有慢性病内脏功能减退，尤其是心脏衰弱、肺气肿、肝硬化的患者以及年老体弱、贫血、白细胞减少、手术后、大出血后、肿瘤化疗后的患者，都可用以益气扶正，帮助

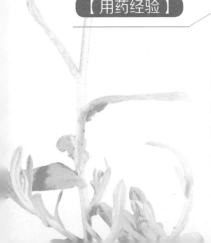

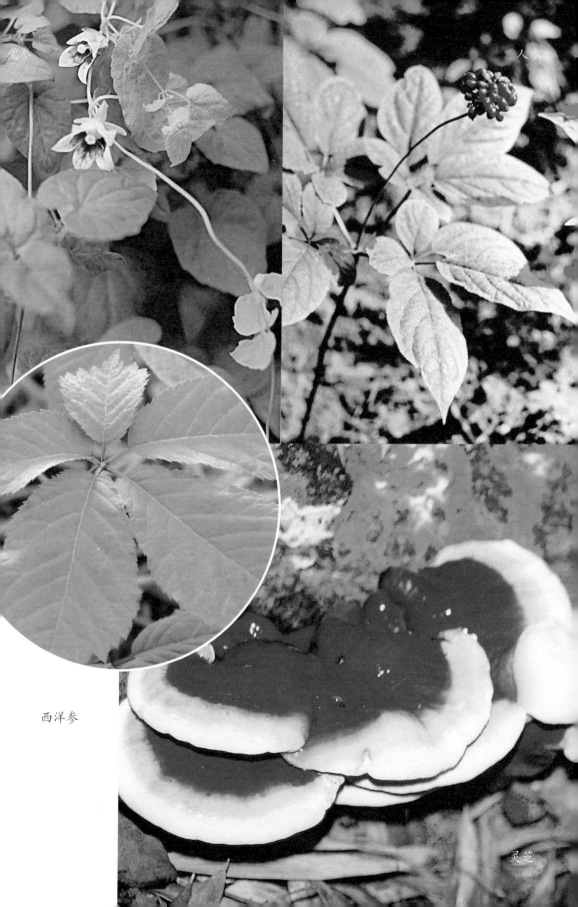

党参

人参

西洋参

灵芝

体质康复。

人参以煎汤饮服为宜，也可隔水蒸饮。人参的有效成分是人参皂苷，在煎煮的过程中，人参皂苷能逐渐溶解于沸水中，喝汤汁容易吸收。研末吞服也可以，在胃肠中一般人参皂苷也能逐渐溶解而吸收，但对于胃肠功能较差的人，溶解吸收可能会不完全。此外，也可将生晒参切薄片冲泡开水饮服。

第一次服用人参宜少量，一般1～3克起，适应后逐渐加量。一般每日进补量为3～6克，治疗量为6～9克。服用的时间以早上为好，能使人日间兴奋，精神振作，夜间抑制，睡眠良好；下午服用兴奋感可能会延续至晚上而影响睡眠，晚上服用更不容易入睡。

【宜忌人群】

实证、热证者忌服。人参服用过量会感到满闷饱胀，或有全身燥热、口干咽痛、齿浮牙痛、便秘尿少、烦躁失眠等表现。闷胀反应可用白萝卜生吃或煮熟吃，萝卜子（药名莱菔子）煎汤饮服。也可用白豆蔻3克或大黄9克，冲泡开水饮服。上火的反应可用菊花10克、金银花10克煎汤饮服以清火。

中医典故

《本草纲目》载有一典故。隋文帝时有一户人家，每夜宅后都闻有呼叫声，主人闻声寻去，走了约有一里多路，在一棵大树下发现一株枝叶茂盛的人参，上有紫气。掘地五尺，把人参整枝挖出，像人体一般，肢体俱全。夜间呼声遂停。一家人常服食人参，均寿过百岁。

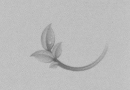

益气养阴的西洋参

【别　　名】

花旗参、洋参、西参、广东人参。

【外形特征】

为五加科植物西洋参的根。西洋参以条匀、质硬、体轻、表面横纹紧密、气倾向、味浓者为佳。一般又以野生者为上品，栽培者次之。

【药性说明】

性凉，味甘、苦。无毒，但久服或者过量服用也会上火。

【主治功效】

补气养阴，清热生津。主治气虚阴亏、内热、咳喘痰血、虚热烦倦、消渴、口燥咽干。

【用药经验】

西洋参是主要用于补益类的保健品，益气养阴，主要以益气为主。虽益气之效远不如人参，养阴之效远不如枸杞子，但是不良反应少。西洋参的补益功效是多方面的，包括强心、抗心律失常、健脑益智、提高免疫功能、提高内分泌功能、提高营养物质的代谢功能、抗肿瘤、抗衰老等。中老年人长期服用西洋参可以消除疲劳，体力、睡眠、营养等方面都会得到改善。

西洋参的服用也是从 1～2 片小剂量开始。可以和人参或生晒参、红参一起服用，也可和其他中药一起使用。煎法

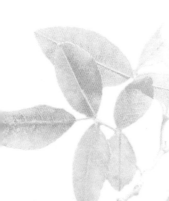

类似于人参。磨粉、泡酒皆可，或者把人参、西洋参磨成粉后一起服用，效果更佳。

【宜忌人群】

中阳衰微、胃有寒湿、咳嗽有痰、口水多或有水肿等症状时忌服。

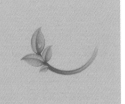

党参：气血双补佳品

【别　　名】

潞党参、炒党参。

【外形特征】

为桔梗科植物党参的根。秋季采挖洗净，晒干，切厚片用。

【药性说明】

性平，味甘。无毒。剂量过大会引起饱胀感。

【主治功效】

补中益气，健脾益肺。主治脾肺虚弱、气短心悸、食少便溏、虚喘咳嗽、内热消渴。

【用药经验】

● **健脾**

脾胃虚弱一是指消化系统功能减弱，一是指血液系统功能减弱。中医讲脾统血，脾生营养，营养由脾胃而出。消化系统吸收营养，营养是制造血的原料，如果营养不良，血就间接少了。水肿也是脾虚引起的，脾虚还有一个特点是乏力。党参健脾胃助消化，但会引起胃胀，所以一般不用于胃，而用于肠道方面的疾病，如慢性泄泻，大便呈泡沫状、不成形甚至很稀薄，这种情况中医叫脾虚泄泻，就是用党参为主，不用人参。对于慢性肿胀、营养不良、蛋白质低，除了静脉输液白蛋白以外，辅之营养补充高蛋白饮食，可用人参或者党参。

● **补血**

现代研究证明，党参、人参能够促进骨髓造血，西医化疗以后白细胞减少、血小板减少、红细胞减少、贫血，中医叫气血两亏，可用人参或者党参，或者当归、黄芪这些补气补血的中药。

● **服用方法**

党参可以长期服用，经济实用，一般剂量为10克左右。有轻微的上火反应。长期服用能恢复力气、消除肿胀，帮助吸收营养，促进胃肠道消化吸收。

【宜忌人群】

中医辨证为实邪者忌服。

太子参：儿童宜服的"人参"

【别　　名】

孩儿参。

【外形特征】

为石竹科植物异叶假繁缕的块根。夏季茎叶大部分枯萎时采挖，除去须根，置沸水中略烫后晒干或直接晒干，生用。

【药性说明】

性微寒，味甘、苦。无毒。在常规剂量内水煎服没有不良反应，长期服用和大剂量服用也没有明显不良反应。

【主治功效】

补益脾肺，益气生津。主治脾胃虚弱、食欲不振、倦怠无力、气阴两伤、干咳痰少、自汗气短以及温病后期气虚津伤、内热口渴、神经衰弱、心悸失眠、头昏健忘、小儿夏季热。

【用药经验】

太子参在古代用来代替人参来治疗小儿不宜服用人参的实证疾病。其益气健脾的药力很弱，可作儿童的脾胃虚弱、乏力、纳少治疗之用，也可作保健品使用。中医理论认为儿童为纯阳之体，阳气正旺，人参为纯阳之药，因此儿童不宜服用。现代研究证明，人参可促使儿童提前发育，当为禁忌。党参也不相宜。太子参不是五加科的，没有此类促进作用，也没有强心作用和抗衰老作用，最适宜用于儿童。太子参的药力较弱，对于中老年人五脏虚弱的疾病常常效力不足，不太适合中老年人进补。

【宜忌人群】

中医辨证表实邪盛者不宜用。

中医典故

清朝有位苏州曹姓名医，有一次被延请至北京宫中给太子会诊，他事先打听到太子患的是小儿厌食症，消化不良，便估计可能是服用人参中毒，但不用人参恐怕处方通不过审查，就将民间医生使用的假人参带入宫中，取名太子参。奏请皇上皇后，这是专门给太子服用的人参，太子年幼气薄力弱，尚不能胜任大人服用的野山人参、太子参补气，药性较淡，正适合太子。方中君药为太子参三钱，十多味中药都是帮助消化的，服用三剂后，太子食欲大振，体力恢复。龙心大悦，给了曹医生无数赏赐，并赐御医匾额，使其名声大振。回乡后，数代后人都为名医。

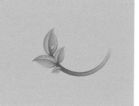

妇科第一要药当归

【别　名】

干归、马尾当归。

【外形特征】

为伞形科植物当归的干燥根。秋末采挖，除尽芦头、须根，待水分稍行蒸发后按大小粗细分别捆成小把，用微火缓缓熏干或用硫黄烟熏，防蛀防霉。切片生用，或经酒拌、酒炒用。

【药性说明】

性温，味辛、甘。无毒。大剂量使用会引起胃部不适、便溏。

【主治功效】

补血活血，调经止痛，润肠通便。主治血虚萎黄、眩晕心悸、月经不调、经闭痛经、虚寒腹痛、肠燥便秘、风湿痹痛、跌扑损伤、痈疽疮疡。酒当归活血通经。

【用药经验】

● 补血

现代研究证实，当归补血能促进骨髓造血。当归补血汤中当归跟黄芪一起使用，效力更强。四物汤也能促进造血，当归跟地黄一起使用也有此效。

● **调经**

当归调月经是双向的，月经量多了要用它，月经量少了要用它，月经提前了要用它，月经不来了也用它，闭经了还是用它。以前炒当归炭止血，当归尾活血，现在就是全当归合在一起用以调经，如红斑狼疮患者服用激素以后容易月经紊乱，笔者就在中药方里加三味药，即当归、益母草和制香附，多数情况能把月经调好。

● **活血**

瘀血的产生一是由于血流较慢，或是有血栓、栓塞。当归能扩张血管，抗血凝，将凝血速度调节到正常状态，这是医学研究所证实的，心脏病、风湿病、风湿痛、外伤、外伤瘀血都可用当归。

【宜忌人群】

湿阻中满及大便溏泄者慎服。

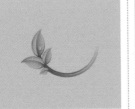

乌发延寿何首乌

【别　　名】

首乌、赤首乌。

【外形特征】

为蓼科植物何首乌的块根。秋后茎叶枯萎时或次年未发芽前掘取其块根，削去两端，洗净，切片，晒干或微烘，称为生首乌；若以黑豆煮汁拌蒸，晒后变为黑色，称制首乌。

【药性说明】

性温，味苦、甘、涩。有毒。制首乌长期或大量服用会产生肝毒性。

【主治功效】

补肝益肾，养血祛风。主治肝肾阴亏、发须早白、血虚头晕、腰膝软弱、筋骨酸痛、遗精、崩带、久疟、久痢、痈肿、瘰疬、肠风、痔疾；慢性肝炎。制首乌补肝肾，益精血，乌须发，壮筋骨，用于眩晕耳鸣、须发早白、腰膝酸软、肢体麻木、神经衰弱、高血脂。

【用药经验】

● **补血**

制首乌自古以来作为补血药之用，有个中药古方七宝美髯丹，是七味药做成的，里面含有何首乌。美髯就是能够使人的胡须光亮美丽，不一定是白胡须转为黑胡须。长期吃制首乌能补血，是因为它能促进骨髓造血，用以化疗后骨髓抑制、白细胞减少、血小板减少。首乌还有升高白细胞、红细胞的作用。中医认为"发为血之余"，首乌常与熟地同用，补精血、乌须发。临床上治疗红斑狼疮脱发、化疗后脱发，使用首乌、地黄，使患者的头发较快地重新生长。

● **抗衰老**

首乌也是抗衰老的良药，它能促进二倍体增长，促使果蝇延长生命，且能抗皱，抗动脉硬化。

● **降血脂**

何首乌能够降血脂，降低血黏稠度，使血管不容易硬化和梗塞，但见效缓慢，需要长期服用。

【宜忌人群】

大便清泄及有湿痰者不宜。

中医典故

　　《本草纲目》上有个故事，古代有个叫何田儿的人，有一次在深山里看到有一棵藤很长的树，到晚上藤交合在一起，他觉得很奇怪，就在山上过夜，睡在青石板上。早上起来发现藤已经分开了，便认为肯定有仙气，以为这棵树是神仙给他的，于是在树底下挖起来，挖着挖着挖出一个很长很长的根，回家后煮来吃。他当年58岁，患有不育症。自从每天吃一点挖来的根后，吃着吃着，几个月后他老婆竟然怀孕了，那时他老婆也有40多岁了，后来还生了个儿子。于是，何田儿经常到山上去采，到了七八十岁头发还是黑的，活到100多岁。《本草纲目》记载他活到160岁，这是民间传说夸大了。何田儿的儿子也活了100多岁。孙子名何首乌，老了以后头发还是黑的，便把这个神奇的根定名为何首乌。

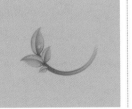

止血又补血的驴皮胶

【别　　名】

阿胶。

【外形特征】

为马科动物驴的皮去毛后熬制而成的胶块。以原胶块用，或将胶块打碎，用蛤粉炒或蒲黄炒成阿胶珠用。

【药性说明】

性温，味甘。无毒。具有适应症的患者可以长期服用，没有不良反应。

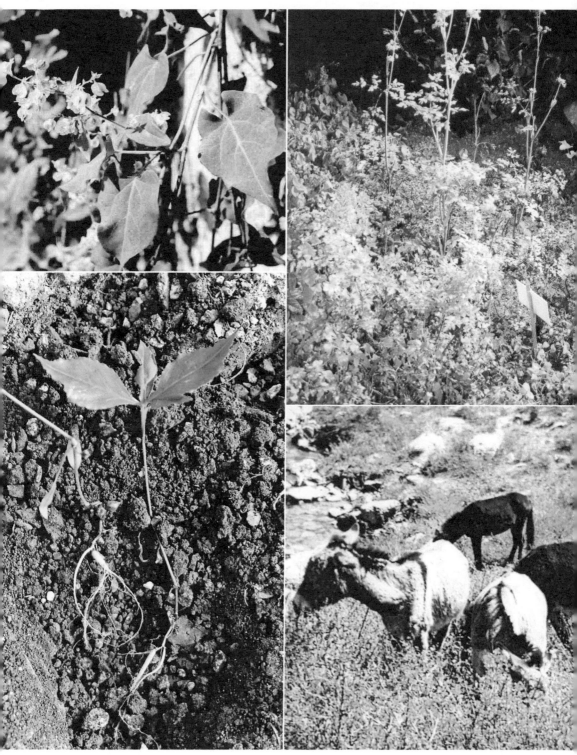

【主治功效】

补血止血，滋肺安胎。传统主治血虚萎黄、眩晕、肺痨咯血、吐血、鼻衄、尿血、便血、崩漏、胎漏。

【用药经验】

● **补血**

阿胶补血的临床效果是明显的，用于出血性、增生不良性贫血为好，既能止血，又能促进骨髓造血。对血细胞三系减少都有作用和疗效。对肿瘤患者出血、化疗放疗引起的血液细胞减少效果也是好的。

● **止血**

阿胶能治疗各种出血，对支气管咯血、上消化道出血、下消化道出血、血尿、皮下出血、鼻衄、月经过多等都有止血效果，并且可以治疗先兆流产、习惯性流产，是保胎的常用药。

● **提高钙的吸收**

阿胶所含的甘氨酸能促进钙的吸收，使血钙浓度轻度升高。实验证明，阿胶能使实验性骨质疏松的大鼠血清中的钙、磷含量明显升高，使碱性磷酸酶活力下降，促进病变骨质愈合。

● **阿胶致敏**

药理作用显示阿胶的蛋白具有抗原性，能引起过敏。对于荨麻疹、过敏性皮炎，同时伴有出血和贫血的患者，止血的方法很多，尽量不要用阿胶来止血。一定要用阿胶的患者，使用时与抗过敏的中药同用，有效即停。对于贫血者要待过敏状态稳定后，才可短期使用。有皮肤过敏性疾病和长期处于高敏状态的人，冬季服用膏滋药，用阿胶收膏，服用后很容易发生过敏。有即时的，服用不久即出现皮肤过敏或过敏加重；也有远期的，至夏天才出现过敏性皮炎和瘙痒。

● **诱发红斑狼疮**

临床曾用于红斑狼疮血红蛋白和红细胞数很低的贫血患

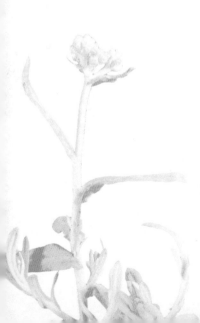

者，用阿胶常规剂量水煎服，三个月后，血红蛋白和红细胞都提高了，贫血得到明显改善。但是患者脸上出现了蝴蝶状红斑，ANA和dsDNA抗体滴度上升了，说明阿胶能激活抗体，诱发红斑狼疮。因此，为了止血需要，对于自身免疫病短期内使用是可以的，有效即止。对于红斑狼疮血细胞减少则应谨慎使用，并且不宜多用久用。

【宜忌人群】

　　阿胶药性黏腻，有慢性胃炎胃痛、食欲不良者不宜使用；慢性支气管炎痰多、咳嗽不止的患者不宜使用。误用能使患者上腹满闷，不思饮食，痰多难以咳出。慢性肾病肌酐、尿素增高的患者也不宜使用阿胶来改善贫血，高尿酸血症的痛风患者也不宜使用阿胶。阿胶性温，阴虚内热的患者不宜服用，服用后很可能会产生牙龈肿痛、口角疱疹、大便干结等上火的表现。

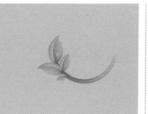

补血保肝女贞子

【别　　名】

　　冬青子、女贞实、白蜡树子、鼠梓子。

【外形特征】

　　为木犀科植物女贞的干燥成熟果实。冬季果实成熟时采收，稍蒸或置沸水中略烫后，干燥，生用或酒制用。

【药性说明】

　　性凉，味甘、苦。无毒。

【主治功效】

滋补肝肾，明目乌发。主治眩晕耳鸣、腰膝酸软、须发早白、目暗不明。

【用药经验】

● 补肝血

女贞子能够促进白细胞增加，主要促进骨髓造白细胞，但不解决红细胞和血小板的问题，也可以改善因肝血虚导致的头晕。女贞子和旱莲草同用，名为二至丸，长期服用可使面色红润，头发光泽。

● 补肝阴

女贞子30克煎汤服用，能够降转氨酶，保护肝细胞。

● 增加体重

《本草纲目》记载，女贞子使人肥健，能够增加体重，长期服用可以促进食欲。对于胃口很好但还是很瘦的人，长期吃女贞子也可以增加体重。可煎汤或炒熟磨成粉服用。

【宜忌人群】

女贞子有轻微滑肠之效，脾胃虚寒泄泻及阳虚者忌服。

促造血降抗体的山茱萸

【别　名】

山萸肉、药枣、枣皮。

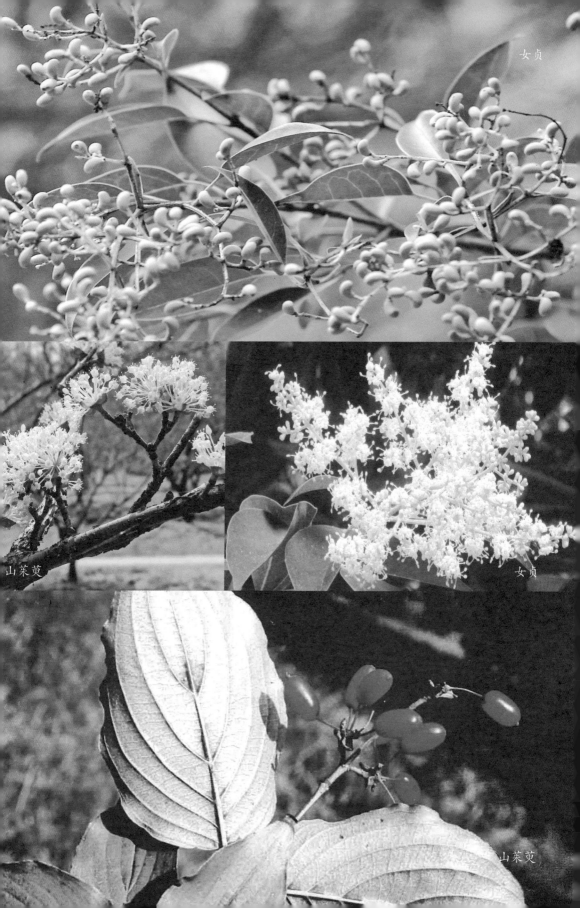

女贞

山茱萸

女贞

山茱萸

【外形特征】

为山茱萸科植物山茱萸的干燥成熟果肉。秋末冬初采收。用文火烘焙或置沸水中略烫，及时挤出果核。晒干或烘干用。

【药性说明】

性微温，味酸、涩。无毒。

【主治功效】

补益肝肾，涩精固脱。用于眩晕耳鸣、腰膝酸痛、阳痿遗精、遗尿尿频、崩漏带下、大汗虚脱、内热消渴。

【用药经验】

● **补血**

中医认为精血同源，肝藏血，肾藏精。中医里说的血主要是肝肾之血，山萸肉能够同补肝肾之血。现代研究表明，山萸肉能够增加白细胞和血小板，促进造血。对于自身免疫性血细胞减少的疾病，其贫血的机制是自身抗体破坏了白细胞，破坏了血小板，或者破坏了红细胞，治疗这类疾病时可以将山萸肉和熟地、生地同用，需较大剂量。山萸肉和熟地都能既降低抗体又促进造血。

● **补肝肾**

山萸肉首先是一味补肝肾的药，在六味地黄丸中配伍地黄以补益肝肾。老年人常有的虚弱症状，如头晕乏力、腰膝酸软、阳痿遗精、尿频尿急等都是一种亚健康状态，不一定有器质性疾病，中医辨证为肝肾不足。山萸肉是常用的中药，长期服用能增强体质、强心、抗疲劳、调节免疫功能等。此外，山萸肉还具有降脂降糖作用和抗栓作用，老年人长期服用也是非常有益于健康的。

【宜忌人群】

命门火炽、阳强不痿、素有湿热、小便淋涩者忌服。

桑葚子：补血美发抗衰老

【别　　名】

桑实、葚、乌葚、文武实。

【外形特征】

为桑科植物桑的果穗。四至六月间果实变红时采收，晒干，略蒸后晒干用。

【药性说明】

性寒，味甘、酸。无毒。在常规剂量内水煎服没有不良反应，长期服用或大剂量30克以下水煎服也没有明显不良反应。

【主治功效】

滋阴养血，生津，润肠。主治肝肾不足和血虚精亏的头晕目眩、腰酸耳鸣、须发早白、失眠多梦、津伤口渴、消渴、肠燥便秘。

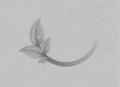

桑葚

【用药经验】

用桑葚子补血美发抗衰老需长期服用，一般每次吃10～30克，煎水饮服，每日一碗。

【宜忌人群】

脾胃虚寒便溏者禁服。

中医典故

　　桑葚子最早记载于《唐本草》。南方一带种有大量的桑葚子，灾荒年间，百姓就吃桑葚子来抵抗饥饿。

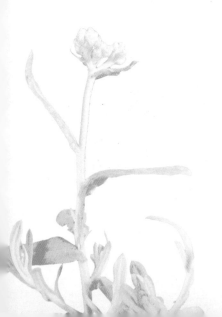

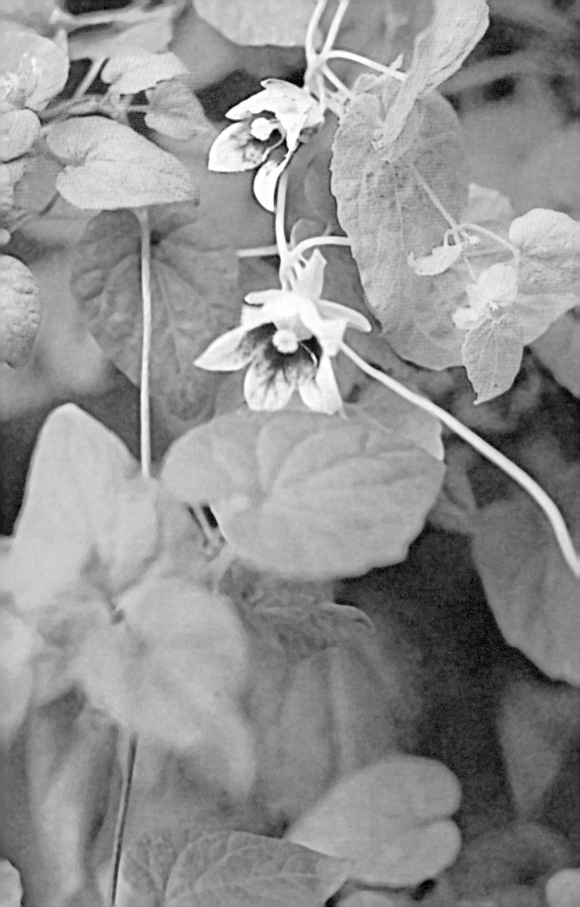

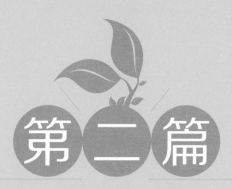

第二篇

清热药

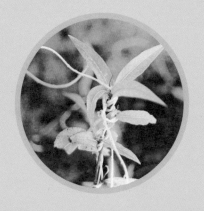

清热药是指清解里热、治疗里热证为主的药物。本书主要介绍清热解毒药、清热泻火药、清热燥湿药、清热明目药四类。

清热解毒药既有清热作用，也有解毒功效。主要是清外感引起的热，西医称为感染性的发热。感染程度轻的疾病不一定会引起发烧，但有炎症，且感染后细菌病毒会释放毒素。现代药理大部分证实了清热解毒药有抗菌抗病毒和清除毒素的作用，但是其抗菌抗病毒作用比较弱，不像抗生素那样立竿见影。主要可用于肺炎、急性支气管炎、肾盂肾炎、尿路感染、细菌性痢疾等感染性疾病。

清热泻火就是退烧降温，西药降温主要是发汗，比如用阿司匹林发汗。当时中药无法解释其机理，不为西医认可。20世纪50年代乙脑流行时，患者高热不退，西医用抗生素和退热药效果都不明显，请了一大批老中医共同会诊，用以石膏为主药的白虎汤，患者体温得以降退。经研究中医的退烧机理发现，中医退烧机理主要是抑制体温中枢，即中枢性退烧，不发汗。还有一类解表药可发汗退烧。现在西医药里也有抑制中枢性退烧和发汗退烧两类，两类药可以联合使用。清热泻火药之所以还没有淘汰，是因为还有很多免疫引起的发热西医无法解决，比如用了激素后体温暂时下来了，但激素减量后又升上来了，很多患者就来找中医治疗，吃了清热泻火药后体温下来了，没有反复。对于夏天很多暑热或是低烧，西医解决不了的，中医有些还是很有效果的。

清热燥湿实指消除炎症，抗感染。炎症是各种因素引起的，不一定是细菌病毒感染，如风湿免疫性炎症也叫炎症，是非感染性炎症。从病理上看，局部的充血水肿叫炎症，中医叫湿毒，西医叫水肿。表达方式不一，本质一样。经药理证实，清热燥湿类药大部分能够解决炎症，包括感染性炎症、风湿免疫性炎症等各种炎症。

清热明目药能使眼睛光明。排除近视以外导致的视物模糊，有晶状体浑浊、视神经炎症、视神经萎缩、葡萄膜炎等多种原因。清热明目药能让晶状体浑浊发生得慢一点，或使早期的晶状体浑浊得以恢复；降低眼压，保护视神经，保护神经的酶；消除眼部炎症。有很多葡萄膜炎、巩膜炎是免疫性疾病引起的，症状轻的吃中药，吃一段时间可以恢复；症状重的中药跟激素一起使用，慢慢恢复。清热明目类的药品不是很多，复方常跟清热燥湿药、清热解毒药一起使用。

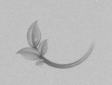

金银花：小儿退热的好药

【别　　名】

银花、双花、二宝花、忍冬花。

【外形特征】

金银花开的花有黄有白，先白后黄，黄白相映，如金似银。金银花用的是五月份的花蕾入药。其叶凌冬不凋，故其藤叶药名忍冬藤，也能入药。

【药性说明】

性寒，味甘。无毒，可长期服用。

【主治功效】

清热解毒。《本草纲目》记载，金银花主治寒热、热毒、疮疡等，且"久服，长年益寿"，为清初温病学派治疗感染性发热银翘散之主药。

【用药经验】

在儿童发热最初的第1天到第3天里，体温不超过40℃，且白细胞没有升高的情况下，可用金银花退热，婴幼儿用10克，儿童用15～30克，水煎服，可以与生石膏15克、生甘草3克同用。金银花具有保肝利胆、降脂减肥的作用，长期使用能降低胆固醇和甘油三酯，减轻脂肪肝，降低转氨酶，降低体重。对于慢性胆囊炎有利胆抗炎的效果。金银花有清热凉血止血之功效，对于口鼻容易出血的妇女儿童，经常服用金银花有清除内热和止血的效果，止血用金银

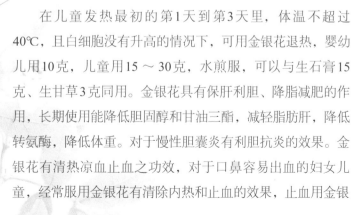
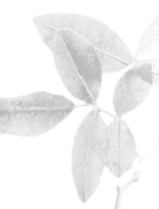

花炒炭效果更为显著。金银花还可用于皮下出血。此外，金银花具有清除氧自由基的作用，可抗衰老。

【宜忌人群】

对花粉过敏者不宜。

急性乳腺炎与蒲公英

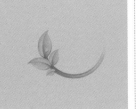

【别　名】

黄花地丁、婆婆丁、苣荬菜。

【外形特征】

为菊科植物蒲公英、碱地蒲公英或同属数种植物的干燥全草。夏至秋季花开时采挖，除去杂质，洗净，切段，晒干。生用或鲜用。

【药性说明】

性寒，味甘、苦。无毒。

【主治功效】

清热解毒，消肿散结，利尿通淋。主治疔疮肿毒、乳痈、瘰疬、目赤、咽痛、肺痈、肠痈、湿热黄疸、热淋涩痛。

【用药经验】

● 治疗乳腺炎

20世纪70年代笔者下乡时，曾碰到一位急性乳腺炎患者。笔者让人到田地里采了一大把蒲公英，洗干净后捣成泥外敷，敷了几个小时干了，再换新的敷上。同时将蒲公英煮

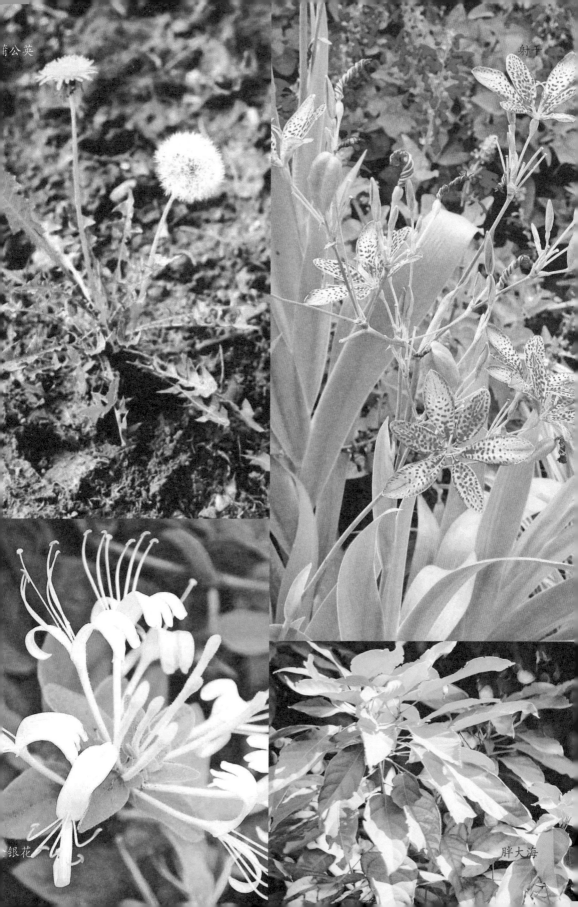

蒲公英

射干

银花

胖大海

汤喝，当天晚上就不疼了，两三天后消肿。同时，要让婴儿将奶水吸掉。此番，一周后完全复原。

● **治疗消化道炎症**

对于胆汁反流性的胃炎、慢性胆囊炎、慢性肝炎等疾病，蒲公英是常用药，能够保肝降酶，利胆，消除胃部炎症。通常蒲公英的用量是15～30克。

【宜忌人群】

阳虚外寒、脾胃虚弱者忌用。

中医典故

《本草纲目》中记载了蒲公英的故事。南北朝时期，越国来了一位异人，上朝拜见越王说："今有一秘方，此方能固齿壮筋骨，生肾水，服之，可须发反黑，齿落根生；年少服之，治老不衰。"有大臣问此方何名，得自何处，所用何药，答曰此方名"还少丹"，得自师傅云霞山数十年修炼，方中有蒲公英、香附子、六一泥三味药。蒲公英、香附子研末，晾干、盐淹、烘焙、煅红、冷定、去泥、泛丸，每日擦牙漱口，并服之，久可见效。

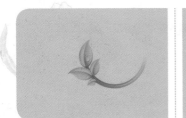

胖大海：治疗急性声音嘶哑的良药

【别　名】

大海、大海子、大洞果、大发。

【外形特征】

　　为梧桐科植物胖大海的干燥成熟种子。四至六月间果实成熟开裂时，采收种子，晒干。

【药性说明】

　　性寒，味甘。无毒。大剂量服用会引起便溏。

【主治功效】

　　清热润肺，利咽解毒，润肠通便。主治肺热声哑、干咳无痰、咽喉干痛、热结便闭、头痛目赤。

【用药经验】

　　胖大海主要治疗外感实证性疾病的声音嘶哑，比如急性扁桃体炎或其他上呼吸道感染后出现的声音嘶哑，可用胖大海3个，泡茶饮用，吃1～2天声音即可恢复。而对于经常用嗓子的人，如老师、曲艺演员，服用胖大海的效果就差一点，需要长期服用方可见效。胖大海通常可以和生地黄、玄参配伍，煎汤服用。

【宜忌人群】

　　脾虚便溏者慎用。

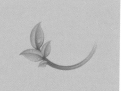

慢性咽炎用射干

【别　名】

　　乌扇、扁竹、绞剪草、剪刀草、山蒲扇、野萱花、蝴蝶花。

【外形特征】

为鸢尾科植物射干的根茎。春初刚发芽或秋末茎叶枯萎时采挖，以秋季采收为佳。除去苗茎、须根及泥沙，洗净，晒干，切片，生用。

【药性说明】

性寒，味苦。有毒。射干大剂量服用可引起胃痛、滑肠、便稀。

【主治功效】

清热解毒，消痰，利咽。主治热毒痰火郁结、咽喉肿痛、痰涎壅盛、咳嗽气喘。

【用药经验】

射干主要的作用点是上呼吸道，即鼻、咽喉。对于咽喉痛、扁桃体发炎、扁桃体增大，最有效的药就是射干。射干实际上不能解决咳嗽，而是抗菌、抗病毒、消炎，主要还是针对扁桃体发炎和慢性咽喉炎，常用剂量为9～12克。射干用于其他部位的效果较差，如肺炎、支气管炎也可用射干，但效果不如治疗咽喉痛显著。此外，射干还可以治疗鼻炎。

射干在古代有一个最有名的经方，就是张仲景的射干麻黄汤，用以治疗发热、咳嗽、喉咙痛、上呼吸道的感染。既有咳嗽又有喉咙痛伴有发烧的，可用射干麻黄汤。若是单纯喉咙痛、慢性咽喉痛，就用射干一味药，加点甘草调味减毒，效果很好。

射干具有显著的解热降温、抗炎、抗菌、抗病毒的作用，尤其对于流感病毒、腺病毒、埃可病毒等有明显的抑制作用，并能促进唾液分泌。临床治疗常用于病毒细菌感染引起的急性慢性咽喉炎、扁桃腺炎、口腔炎、咽喉口腔肿痛、口干等病症。可与板蓝根、金银花、黄芩、生石膏、甘草等同用，常用剂量9～15克，不宜大剂量使用。

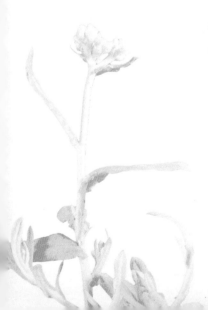

【宜忌人群】

无实火及脾虚便溏者不宜。孕妇忌服。

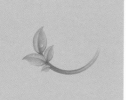

西南地区的美菜鱼腥草

【别　　名】

蕺菜、侧耳根。

【外形特征】

为三白草科植物蕺菜的带根全草。以淡红褐色、茎叶完整、无泥土杂质者佳。

【药性说明】

性寒，味辛。无毒，可长期服用。

【主治功效】

清热解毒。主治肺痈痰热壅滞、咳吐脓血、疮痛等病症。

【用药经验】

临床用于治疗上呼吸道感染、急性慢性支气管炎、肺炎、支气管扩张症、胸膜炎胸水以及肺癌，尤其以治疗鼻炎、黄脓涕、扁桃体炎的效果为佳。可与

鱼腥草

麻黄、黄芩、象贝、佛耳草等同用。佛耳草、鱼腥草同用可治疗老年慢性支气管炎、咳喘痰多。常规剂量12克，但治疗扁桃体发炎，可用30～60克水煎。鱼腥草与抗生素同时应用可以增加疗效。

【宜忌人群】

无禁忌人群。

中医典故

云贵川地区民间喜欢吃的野生新鲜蔬菜——凉拌侧耳根。侧耳根的全草入药就是鱼腥草，其叶子有一股鱼的腥气，不太好闻；侧耳根的鱼腥气就淡得多，放入调味品后有一股清香的气味，鲜美而爽口，能开胃增食。《本草纲目》归入菜部，又名蕺菜，说明古代是当作蔬菜食用。

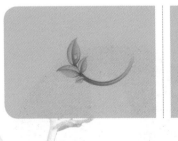

奶癣的特效药土茯苓

【别　名】

白余粮、冷饭团。

【外形特征】

为百合科植物光叶菝葜的干燥根茎。略呈圆柱形，稍扁或呈不规则条块，有结节状隆起，具短分枝。表面黄棕色或灰褐色，凹凸不平，有坚硬的须根残基，分枝顶端有圆形芽痕，有的外皮现不规则裂纹，并有残留的鳞叶。质坚硬，切片呈长圆形或不规则，边缘不整齐；切面类白色至淡红棕色，粉性，可见点状维管束及多数小亮点；质略韧，折断时有粉尘飞扬，以水湿润后有黏滑感。

【药性说明】

性平，味甘、淡。无毒。在常规剂量内水煎服没有不良反应，长期服用或大剂量60克以下服用也没有明显不良反应。

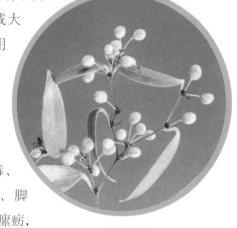

土茯苓果枝

【主治功效】

清热解毒，除湿通络。主治梅毒、淋浊、筋骨挛痛、脚气、疔疮、痈肿、瘰疬，可解水银、轻粉毒。

【用药经验】

笔者临床将土茯苓与大青叶、黄连等同用，治疗病毒和细菌感染引起的口腔咽喉的炎症、溃疡；与黄连、白鲜皮、苦参同用，治疗红斑狼疮、白塞病、银屑病导致的皮肤、口腔、阴部的溃疡；与苦参、蛇床子等同用，治疗梅毒、螺旋体等引起的性病和溃疡。在治疗皮肤病变时，通常用60～90克。另外还可以治疗小儿奶癣，治疗奶癣时每天服用3克，用水浓煎成药汤，放在奶粉中冲服一个月左右，此外还可以外擦，可使奶癣慢慢减轻而消除。

【宜忌人群】

无禁忌人群。

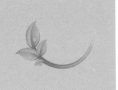

板蓝根、大青叶：抗病毒的要药

【别　名】

靛青根、蓝靛根。

【外形特征】

板蓝根为十字花科植物菘蓝和草大青的根，爵床科植物马蓝的根和根茎。菘蓝习称北板蓝根，马蓝习称南板蓝根。大青叶为菘蓝的叶。蓼科的蓼蓝、马鞭草科的大青、爵床科的马蓝、豆科的木蓝的叶，亦作大青叶使用。

【药性说明】

性寒，味苦。无毒，常规剂量可长期服用。

【主治功效】

清热解毒，凉血清咽。主治咽喉肿痛、痄腮、丹毒、温病发斑。

【用药经验】

主要用于病毒感染性疾病，一般用于病毒性腮腺炎、口腔疱疹、人流感病毒。此外还可用于治疗干燥综合征引起的免疫性腮腺炎。板蓝根、大青

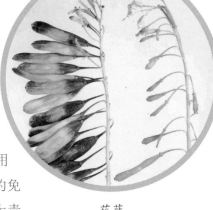

菘蓝

叶对于其他的病毒感染性疾病，如流感、风疹、水痘、带状疱疹、流行性红眼病、流行性脑炎等都有疗效。

【宜忌人群】

体虚无实火热毒者忌用，脾胃虚寒者慎用。

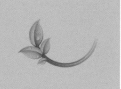

保肝降酶鸡骨草

【别　　名】

黄头草、黄仔强、大黄草、猪腰草。

【外形特征】

为豆科植物广东相思子的带根全草。全年均可采挖，除去泥沙，干燥。除去杂质及夹果（种子有毒），切段，生用。

【药性说明】

性凉，味甘。无毒。在常规剂量内水煎服没有不良反应，长期服用或大剂量30克左右水煎服也没有明显不良反应。

【主治功效】

清热解毒，舒肝活血。主治黄疸胁痛、胃脘胀痛、跌打损伤等病症。鸡骨草是广东、广西地区的草药，民间用于治疗肝炎、肝硬化等肝脏病。

【用药经验】

笔者临床用于治疗乙型肝炎、脂肪性肝炎、免疫性肝炎，对于降低谷丙转氨酶（ALT）、谷草转氨酶（AST）和改善肝区胀痛、上腹饱胀等症状有较好的疗效。对较顽固的慢性肝炎有一定的效果，对HBeAg和HBsAg转阴也有一定的效果。能协助降低HBV-DNA滴度，但对降低胆红素的效果不明显。临床可与柴胡、郁金、黄芩、败酱草等同用。鸡骨草最容易降低脂肪性肝炎的转氨酶，其降酶的一般剂量为30克，水煎服用，通常两周可见转氨酶下降，快的一周可见效。通常服用到四周转氨酶可基本正常，最慢的两个月可降至正常。对于免疫性肝炎这种非常难治的疾病，降低转氨酶还必须与具有抑制抗线粒体抗体的中药同用才能有效，降低抗体和转氨酶都需要一个过程，一般为2～6个月。鸡骨草还可以预防和治疗药物性肝损伤，可以在使用有肝毒性的药物时用鸡骨草保肝。此外，鸡骨草治疗慢性胃炎、胃脘胀痛也有较好的疗效。

【宜忌人群】

无禁忌人群。

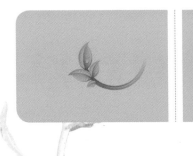

保肝降酶垂盆草

【别　名】

鼠牙半枝莲。

【外形特征】

为景天科植物垂盆草的全草。许多家庭作为盆景绿化，初夏时长得很快。

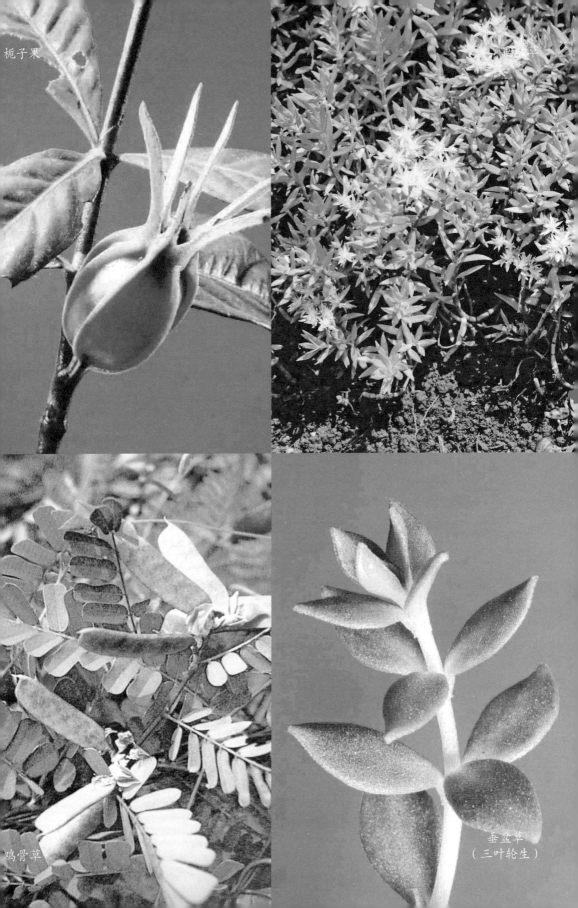

栀子果

垂盆草

鸡骨草

垂盆草
（三叶轮生）

【药性说明】

性凉，味甘、淡、微酸。无毒。在常规剂量内水煎服没有不良反应，长期服用或大剂量30克水煎服也没有明显不良反应。少量患者有滑肠反应，大便次数增多。

【主治功效】

清热解毒，化痈消肿。传统主治湿热黄疸、小便短赤等病症。

【用药经验】

笔者将垂盆草用于免疫性肝炎治疗中降低转氨酶，通常和鸡骨草同用，可使转氨酶降到正常。垂盆草常用于治疗急性和慢性肝炎，药理研究证实，垂盆草有保肝作用，其有效成分为垂盆草苷，能显著降低血清转氨酶。其降酶作用主要是通过改善肝细胞损伤，但不能杀灭肝炎病毒。垂盆草对脂肪性肝炎转氨酶升高也有很好的效果，由于脂肪肝没有病毒感染，因而肝功能较容易下降至正常。家养的鲜垂盆草煎汤或打汁服用，效果更好。

【宜忌人群】

脾胃虚寒、肠滑泄泻者慎用。

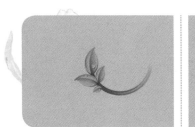

减退黄疸话栀子

【别　名】

山栀子、黄栀子。

【外形特征】

为茜草科植物山栀的果实。产于长江以南各省，九至十一月间果实成熟显红黄色时采收。除去果梗及杂质，蒸至上汽或置沸水中略烫，取出，干燥。生用、炒焦或炒炭用。

【药性说明】

性寒，味苦。无毒。

【主治功效】

泻火除烦，清热利尿，凉血解毒。用于热病心烦、黄疸尿赤、血淋涩痛、血热吐衄、目赤肿痛、火毒疮疡；外治扭挫伤痛。

【用药经验】

● 治疗黄疸

治疗黄疸用炒焦的山栀。经方茵陈蒿汤里含有山栀，与茵陈同用。1988年上海甲肝大爆发时，就是用茵陈黄注射液治疗，很快就控制住了。当时茵陈黄注射液来不及供应，中药厂里日夜加班生产，各个医院的药剂室也研究制药。现代研究表明，栀子可以通过降低胆红素来保护肝脏。现在甲肝很少见，笔者临床多用栀子、连翘治疗免疫性肝炎后的黄疸，用来抑制胆红素，从而退黄。

● 治疗外伤肿痛

将生栀子磨粉，用黄酒调和后敷在扭伤、挫伤等外伤导致的红肿疼痛处，可以消肿。

● 治疗激素性肥胖

长期服用激素的患者会出现胃口大增，体重增加的不良反应，可用生山栀9克煎服抑制食欲，从而减轻体重。

● 治疗心烦

山栀还可以治疗胸闷心烦，胸口不适，常与豆豉同用，方名栀子豉汤，通常用10克左右。

【宜忌人群】

脾虚便溏者忌服。

中医典故

民间有用栀子治伤的方子，用生山栀10克研末，生鸡蛋清和水调匀，敷于扭伤挫伤之处，每天换药一次，直至肿痛消除。

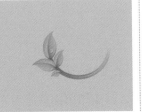

抗癌草药七叶一枝花

【别　名】 白蚤休、重楼、金钱重楼、草河车、重台草。

【外形特征】 为百合科植物七叶一枝花、金钱重楼及其数种同属植物的根茎。主产于长江流域及南方各省。秋季采挖，除去须根，洗净，晒干，切片，生用。

【药性说明】 性微寒，味苦。有小毒。

【主治功效】 清热解毒，抗癌，镇静。主治痈肿疔疮、咽喉肿痛、癌症、惊风抽搐等。

【用药经验】 民间早已将七叶一枝花用于治疗癌症。药理已证实其确有抗癌的作用，能显著抑制癌细胞的DNA、RNA的生物

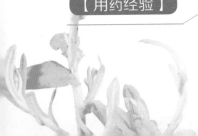

合成。临床上把七叶一枝花与马钱子、延胡索、徐长卿等同用，对癌症较轻的疼痛有效，并可延长西药止痛剂的效果。

【宜忌人群】

体虚、无实火热毒、孕妇及患阴证疮疡者均忌服。

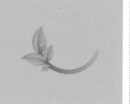

民间经验药材猫人参

【别　　名】

猫气藤、沙梨藤、糯米饭藤。

【外形特征】

为猕猴桃科植物镊合猕猴桃的根。夏秋采挖，洗净，切片，晒干。

【药性说明】

性凉，味苦、涩。无毒。

【主治功效】

清热解毒。主治痈、疖、脓肿、妇女白带、麻风病。

【用药经验】

猫人参在浙江山区用以治疗骨髓炎、黄疸型肝炎，疗效明显。1970年起，猫人参用于肿瘤治疗消化系统癌症和肿瘤骨转移，对改善症状有一定的效果。一般剂量30克。

【宜忌人群】

无禁忌人群。

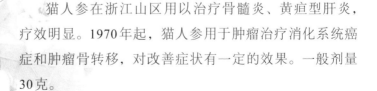

效好而安全的退热药
生石膏

【别　名】

细石、细理石、软石膏、寒水石、白虎、玉大石、冰石。

【外形特征】

为硫酸盐类矿物质硬石膏族石膏，主要含有含水硫酸钙。生石膏的药材以块大、色白、结晶、无杂石为佳，如为粉状的，可能会含有杂质。

【药性说明】

性寒，味甘。无毒。药物专家实验研究证实，生石膏毒性非常小，250克一次性水煎服，对人体没有毒性，对内脏器官不会产生不良反应。对少数大便稀薄的人会引起腹痛腹泻。

【主治功效】

清热降温，生津止渴。主治热病、壮热不退、口渴烦躁、脉洪大、温病高热、身发斑疹、胃火亢盛、牙龈肿痛、口臭、风热袭肺、高热咳喘。

【用药经验】

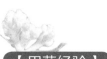

● 退高热

用生石膏退热，高烧用90克，中低烧用60克，体温正常但自觉内热的用30克。婴幼儿和儿童病毒感染高热，用生石膏30克与金银花、生甘草等同用，一般两三天就能将热度退下。对于系统性红斑狼疮、成人斯蒂尔病、儿童类风湿关节炎等疾病，经常会发热，排除细菌感染后可用生石膏退热，并与生地、黄芩、青蒿、金银花、生甘草等同用，可以增效。此外，生石膏与地黄、芦根同用可以改善干燥综合征的口干。以生石膏为主药的人参白虎汤还可治疗糖尿病，降低血糖。

● **注意事项**

生石膏若使用不当常会把人的体温降得过低，出现发冷的症状，必须加入桂枝才可控制体温。

【宜忌人群】

脾胃虚寒或阴虚内热者慎服。

中医典故

《本草纲目》载有一食疗处方：生石膏三两，竹叶五十片，砂糖一两，粳米三合，水三大盏。煎石膏、竹叶，去滓，取二盏，煮粥，入糖食，治疗老人风热内热，目赤头痛。该方既能清除风热之急性感染性红眼睛，又能清除内热，包括慢性感染性、免疫性红眼睛。

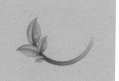

葛根降糖又醒酒

【别　　名】

干葛、甘葛、粉葛。

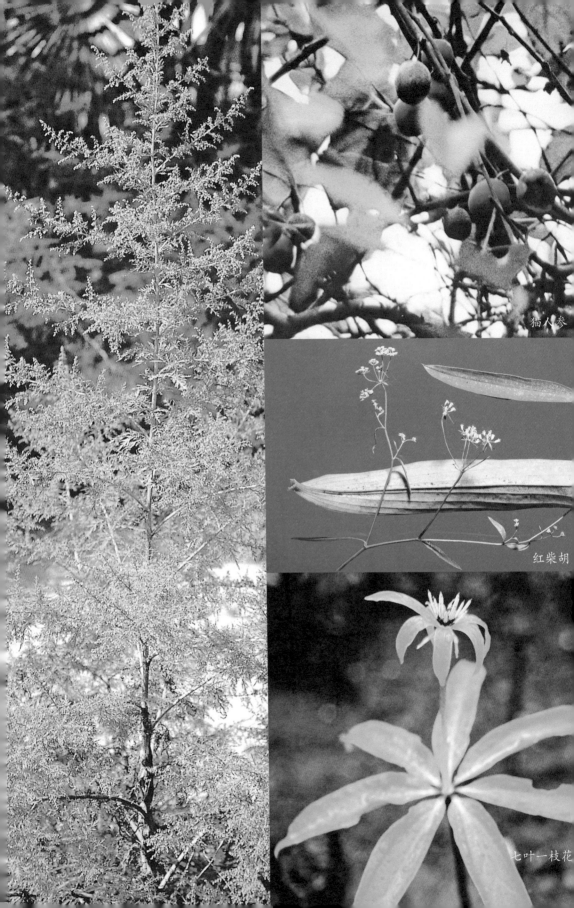

猫人参

红柴胡

青蒿

七叶一枝花

【外形特征】

为豆科植物葛的块根。秋冬两季采挖。趁鲜切成厚片或小块，干燥。

【药性说明】

性凉，味辛、甘。无毒。

【主治功效】

解肌退热，生津，透疹，升阳止泻。主治外感发热头痛、项背强痛、口渴、消渴、麻疹不透、热痢、泄泻；高血压颈项强痛。

【用药经验】

● **抗病毒**

以葛根为主药的经方葛根汤，古代用于治疗外感风寒、腹泻。现代研究发现，葛根汤治疗感冒主要是治疗病毒感染引起的上呼吸道感冒、病毒性肠炎，如拉肚子、发烧等，而细菌性痢疾一般不用葛根。

● **治疗糖尿病**

糖尿病属于中医消渴病，葛根能治疗消渴病的口干多饮、多食、多尿，一般用30克。要注意的是，服用葛根后会出现血糖先升后降的情况，刚服用后血糖反而上升，持续服用后血糖慢慢下降，这也是中药的一个普遍现象。

● **解酒**

葛根可以改善饮酒后的口干、胃中不适，还可以促进肝脏对酒精的分解。笔者曾将葛根与白豆蔻、茶叶等配伍，制成袋后泡茶，用于醒酒。发现其与白酒同时饮服能使酒量增加30%～100%，酒醉后服用也能改善胃部不适、口干的症状，使头脑加速清醒。葛根用于醒酒的剂量为30克。

【宜忌人群】

夏日表虚汗多者忌用，胃寒者慎用。

中医典故

葛根的得名源于东晋道教学者葛洪，他在茅山脚下炼丹时发现了一种根，此根治好了当地老百姓的一场瘟疫。为了纪念葛洪，老百姓把此根命名为葛，于是就有了葛根一词。

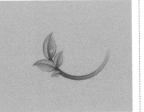

疏肝解郁暨退热的柴胡

【别　名】

北柴胡用根，又叫硬柴胡、秋柴胡；南柴胡用全草，又叫软柴胡、春柴胡、细柴胡。

【外形特征】

为伞形科植物柴胡或狭叶柴胡、三岛柴胡的根或全草。按性状不同，分别习称"北柴胡"及"南柴胡"。北柴胡主产于河北、河南、辽宁、湖北、陕西等地；南柴胡主产于湖北、四川、安徽、黑龙江、吉林等地。春秋两季采挖，除去茎叶及泥沙，干燥，切段，生用或醋炙用。

【药性说明】

性微寒，味苦。无毒。在常规剂量内长期服用没有不良反应。一般剂量为6～9克，剂量大后其有效成分柴胡皂苷会引起胃不适反应。

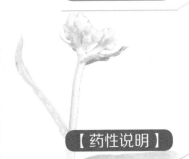

【主治功效】

解表退热，疏肝解郁，升举阳气。主治感冒发热、寒热往来、胸胁胀痛、耳鸣耳聋、久泻脱肛；月经不调、子宫下垂等症。

【用药经验】

柴胡一般用于体温38℃左右的发热，40℃的高热则用生石膏效果为佳。柴胡还适用于妇女手足冷但内热易上火的体质。含有柴胡的逍遥散可用于治疗神经官能症、忧郁症、月经不调、妇女更年期综合征等。此外，柴胡还是治疗病毒性肝炎、脂肪性肝炎、肝硬化、慢性胆囊炎、慢性胰腺炎、慢性胃炎、慢性肠炎的重要药物。

【宜忌人群】

古人有"柴胡劫肝阴"之说，阴虚阳亢、肝风内动、阴虚火旺及气机上逆者忌用或慎用。

中医典故

《本草纲目》记载一处方：柴胡四两，甘草一两，水煎服，治疗感染性发热后体瘦、肌热、内热、手足冷。就是将内热从经脉引到四肢，达到体内不热、手足不冷的目的。

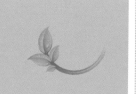

获国际大奖的青蒿

【别　　名】

香蒿、香青蒿。

【外形特征】

为菊科植物青蒿或黄花蒿的全草。夏秋季花将开时采割，除去老茎，鲜用或阴干，切段生用。

【药性说明】

性寒，味辛、苦。无毒，常规剂量可长期服用。

【主治功效】

清热解暑，截疟。主治暑热温热外感、发热、疟疾以及阴虚发热、盗汗等病症。端午节扎一缕新鲜的青蒿挂在门上，能驱蚊，消除毒邪。

【用药经验】

● **治疗发热**

用大剂量青蒿30～60克，大剂量生石膏60～90克，有时也可加金银花，可有效治疗成人斯蒂尔病的发热。对于夏季低烧，可用青蒿和金银花每日泡茶或者煎汤喝，喝半个月到一个月可愈。青蒿的降温原理是清退内火，温和降温，效果持久。

● **抗疟**

在越南战争时期，军队中士兵得疟疾的现象非常严重，其中恶性疟疾死亡率极高，极大影响了战斗力。但是，当时抗疟特效药绿葵已经产生了抗药性，在大量查阅《本草纲目》及其他医药典籍、资料的基础上，我国中医学家在青蒿中提取了结晶，定名为"黄花蒿素"，具有治疗疟疾的功效。此后中医专家发现，重庆的青蒿中有效成分更多，青蒿素具有直接杀伤疟原虫的作用，因此青蒿注射液成为治疗疟疾的主要药物。

【宜忌人群】

脾胃虚弱、腹泻者忌服。

中医典故

　　《本草纲目》记载，青蒿味苦性寒，有清热解暑功效。古方有蒿芩清胆汤，能治疗虚劳寒热。

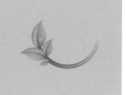

消除脂肪肝的良药地骨皮

【别　　名】

　　枸杞根、地骨、甜齿牙根、红榴根皮、狗地芽皮。

【外形特征】

　　为茄科灌木草本植物枸杞或宁夏枸杞的根皮，以块大、肉厚、无木心者为佳。

【药性说明】

　　性寒，味甘。无毒，常规剂量可长期服用。

【主治功效】

　　清热凉血，退热除蒸，清肺降火，生津止渴。主治骨蒸盗汗、血热出血、肺热咳嗽、消渴。

【用药经验】

　　地骨皮可以治疗脂肪肝，常与鸡骨草同用治疗脂肪性肝炎。经笔者多年临床经验证实，长期服用地骨皮确实能够减肥和消除脂肪肝，并能清除湿热。

【宜忌人群】

外感风寒发热或脾虚便溏者不宜服用。

中医典故

　　《本草纲目》中记载了地骨皮延年益寿的故事。有一个名叫赤脚张的仙人把一个秘方传给一位老人，方子是春天采枸杞的叶子，夏天采枸杞的花朵，秋天采枸杞子，冬天采枸杞的根，也就是地骨皮，合在一起阴干后用酒浸泡，日晒夜露49天，干燥后研末，做成弹子大小的药丸，每天早晚各服一丸。老人服用后，走路轻盈，头发由白反黑，凋落的牙齿都重新长了出来，寿命超过百岁。

黄连不是黄连素

【别　　名】

云连、雅连、川连、味连、鸡爪连。

【外形特征】

　　为毛茛科植物黄连、三角叶黄连、峨嵋野连或云南黄连的根茎。以上三种分别习称为"味连""雅连""云连"。多系栽培，主产于四川、云南、湖北等地。秋季采挖，除去须根及泥沙，干燥。生用或清炒、姜汁炙、酒炙、吴茱萸水炙用。

【药性说明】

性寒，味苦。无毒，但大剂量使用会出现苦寒伤脾的不良反应，如食欲减退、胃痛、恶心、腹胀、腹泻等。因此，黄连的最大剂量不宜超过10克。

【主治功效】

清热燥湿，泻火解毒。主治湿热痞满、呕吐吞酸、泻痢、黄疸、高热神昏、心烦不寐、血热吐衄、目赤、牙痛、消渴、痈肿疔疮；外治湿疹，湿疮，耳道流脓。酒黄连善清上焦火热，用于目赤，口疮；姜黄连清胃和胃止呕，用于痞满呕吐；萸黄连疏肝和胃止呕，用于呕吐吞酸。

【用药经验】

黄连主要含小檗碱（黄连素）、黄连碱等大量生物碱成分。黄连的药理作用非常广泛，证实了中医广泛使用黄连的临床效果。黄连素并不是从黄连中提取的，而是从十大功劳树中提取的。黄连素仅仅是黄连许多成分中的一个，而其他成分在提取过程中全被丢弃了。在临床上，黄连主要用于以下几方面：

● **治疗急性或慢性感染性疾病**

自古以来，黄连广泛用于治疗各种急性或慢性感染性疾病。为了增强疗效，绝大多数采用复方治疗，并且黄连素不能取代黄连。黄连生物碱有广谱的抗菌、抗病毒作用。中医用于治疗呼吸系统、胃肠肝胆系统、泌尿系统和皮肤、口腔、咽喉、眼鼻、乳腺、盆腔等部位的急性或慢性感染性疾病，包括细菌、病毒等感染性炎症，也用于结核病，尤其对急性胃肠炎、急性菌痢效果最好。黄连的抗菌机制是抑制了细菌的核酸和蛋白质代谢，对多种流感病毒等微生物具有不同程度的抑制作用。黄连和小檗碱有抗细菌毒素的作用，证实其清热解毒之功效；黄连还有抗炎、解热作用，证实了泻火燥湿功效；黄连能增强白细胞、巨噬细

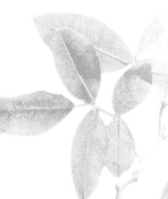

胞的吞噬作用，从而较全面地证实了中医用于抗感染的免疫机制。但是黄连对体温中枢的抑制作用不强，不能退热。

● **治疗慢性消化系统性疾病**

黄连治疗慢性消化系统性疾病，包括慢性胃炎、胃十二指肠溃疡、HP阳性、慢性肠炎、慢性肝炎、慢性胆囊炎、慢性胰腺炎。黄连和小檗碱对胃肠平滑肌有兴奋与抑制双相调节的作用，对胃黏膜有显著的保护和抗溃疡作用，且有显著的利胆作用，证实了中医长期以来治疗肝胆胃肠疾病的机制。

● **泻心火**

黄连可用于治疗心肌炎和冠心病心动过速、早搏、T波改变、功能性心动过速以及免疫病、过敏性疾病服用皮质激素引起的心悸、失眠、内热、血糖升高、血压升高、眼压升高等病症。黄连及其生物碱有直接扩张血管和降压的作用；增加冠脉流量和抗心律失常的作用证实了中医认为黄连有泻心火的功效，是泻心汤的主药。黄连治疗神经官能症、更年期综合征之心悸、失眠、烦躁、胸闷、内热等症，也是属于泻心火的功效范围。

● **免疫抑制作用和免疫调节作用**

黄连临床用于治疗各种免疫病，如红斑狼疮，干燥综合征，白塞病之口干、口腔溃疡、眼损害之葡萄膜炎虹膜炎等；溃疡性结肠炎、免疫性肝病之腹痛、腹胀、腹泻、黄疸以及各种皮疹、红斑、湿疹等皮肤免疫病。

● **降脂降糖**

黄连具有显著的降脂降糖作用，是中医临床治疗高血压、糖尿病的常用药。

【宜忌人群】

凡阴虚烦热、胃虚呕恶、脾虚泄泻、五更泄泻者慎服。

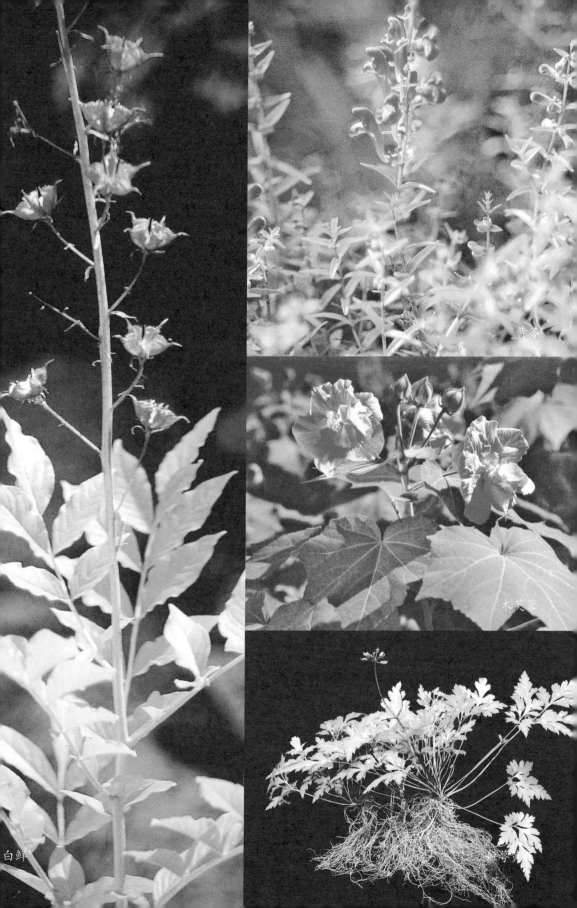

白鲜

黄芩

木芙蓉

蛇莓

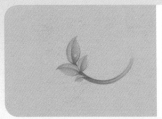

抗炎抗过敏的黄芩

【别　　名】

关黄芩、淡黄芩、子芩、条芩。

【外形特征】

为唇形科植物黄芩的根，以条粗长、质坚实、色黄、除净外皮者佳。主产于河北、山西、内蒙古、河南、陕西等地。春秋两季采挖，除去须根及泥沙，晒后撞去粗皮，蒸透或开水润透切片，晒干。生用、酒炙或炒炭用。

【药性说明】

性寒，味苦。无毒，常规剂量可长期服用。

【主治功效】

清热燥湿。主治热病温病发热、肺热咳嗽、湿热泻痢、黄疸、血热吐衄、疮疡疖肿以及胎动不安。

【用药经验】

● **清热解毒**

研究证实，黄芩对发热有显著的解热降温作用，对于细菌病毒所分泌的毒素有解毒作用，是中医临床重要的退热药。黄芩清热解毒，还与广谱的抗菌、抗病毒作用有关，效果虽弱，但足够应对轻症，与抗生素同用能增效。

● **抗过敏**

黄芩有清热之效，有抗炎、抗过敏、抗变态反应作用，是笔者治疗各种免疫性疾病、过敏性疾病，如红斑狼疮、类风湿关节炎、干燥综合征、白塞病、免疫性肝炎、荨麻疹、过敏性皮炎、过敏性紫癜、IgA肾炎、慢性肾炎等的常用药。笔者的经验方红斑汤中，黄芩与生地、忍冬藤同用，治疗红斑狼疮、干燥综合征、白塞病、过敏性疾病、慢性肾炎等，常用剂量为30克。

● 清肺

黄芩是中医治疗气喘咳嗽的重要中药。现已证实，黄芩对过敏性哮喘有显著的抑制缓解作用，其机制是抗过敏，抑制体内过敏介质的释放。黄芩与麻黄有协同作用，麻黄治喘的机制是扩张支气管平滑肌。因此，笔者临床上常将炙麻黄与黄芩同用，治疗咽痒咳嗽和哮喘。既能扩张支气管，又能抗过敏，还有弱的抗感染作用。止咳止痒，中医称为清肺。

● 清理胃肠

黄芩为治疗急慢性胃炎、胃十二指肠溃疡、急慢性肠炎、痢疾、溃疡性结肠炎的常用药。

● 清理肝胆

现已证实黄芩具有显著的保肝作用，能使血清中升高的转氨酶ALT、AST显著下降，并可促进胆汁分泌，使血液中高胆红素含量降低，退去黄疸，为治疗慢性肝炎、慢性胆囊炎的常用药。

● 治疗关节炎

黄芩是笔者治疗各种关节炎的常用药，包括类风湿关节炎、强直性脊柱炎、骨质增生和骨质疏松引起的骨关节炎。现已证实黄芩素对关节炎和类风湿关节炎有显著的抑制作用，能保护骨质，抑制骨质退化和破坏。

● 降脂作用

黄芩具有明显的降低血清总胆固醇和甘油三酯，并能抑制葡萄糖在肝内向脂肪转化的作用，是笔者治疗高脂血症、

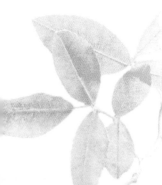

脂肪肝的常用药。

● **降压作用**

黄芩能扩张血管而有显著的降压作用，临床对于原发性高血压、肾性高血压、更年期高血压、药物性高血压都有效果，但是效果弱而慢，需要长期服用，并可与西药降压药同用。

● **妇科常用药**

黄芩常用于妊娠恶阻和保胎。

● **抗氧化、抗白内障、抗癌作用**

黄芩具有抗氧化、抗白内障、抗癌的作用，可在抗衰老、保护眼睛和抗癌的复方中加入，单味黄芩效果不明显。

【宜忌人群】

脾胃虚寒、食少、脾虚便溏者不宜使用。

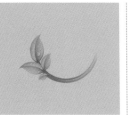

白鲜皮止痒抗过敏

【别　　名】

白羊鲜、金雀耳胶。

【外形特征】

为芸香科植物白鲜的根皮。白鲜是多年生本草植物，有强烈香气。主要产于辽宁、河北、四川、江苏等地，春秋两季采挖，入药是白鲜的根皮。

【药性说明】

性寒，味苦。无毒。在常规剂量内水煎服没有不良反应，长期服用也没有明显不良反应。

【主治功效】

清热燥湿，祛风解毒。主治湿热癣疹、皮肤瘙痒等病症。

【用药经验】

● **抗过敏**

笔者常规用于治疗皮肤瘙痒、皮疹、荨麻疹、皮炎、湿疹、牛皮癣等感染性、过敏性皮肤病，常与土茯苓、地肤子、甘草同用，临床效果较好。

● **抗癌**

白鲜皮还有抗癌作用，能抑制肿瘤细胞的核酸代谢，临床用于治疗皮肤癌、黏膜肿瘤、宫颈癌、肝癌、肠癌等癌症。

● **煎服方法**

白鲜皮含挥发油成分，煎药时有一种特殊的药香气，味苦，不太好喝，需用甜味药甘草调和。白鲜皮一般剂量为9～15克，但笔者有时用到30克，以达到上佳的疗效。煎煮时以半小时至一小时为妥。

【宜忌人群】

脾胃虚寒的人群慎用。

中医典故

《本草纲目》记载，湖北老百姓用白鲜皮叶子当菜吃，把白鲜皮做汤吃，春天不瘙痒，夏天不生疮疖，秋天不生痢疾，冬天不咳嗽。

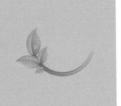

芙蓉花、芙蓉叶：治疗乳痈的最佳候补

【别　　名】

木芙蓉、拒霜花、山芙蓉、胡索花、旱芙蓉、三变花。

【外形特征】

为锦葵科植物木芙蓉的花和叶。

【药性说明】

性凉，味辛、苦。无毒。

【主治功效】

清热解毒，凉血止血，消肿排脓。主治肺热咳嗽、吐血、目赤肿痛、崩漏、白带、腹泻、腹痛、痈肿、疮疖、毒蛇咬伤、水火烫伤、跌打损伤。

【用药经验】

芙蓉花可以治疗乳腺炎、乳房感染。哺乳期乳房出现胀痛，发热感染，要及时把奶吸掉，同时外敷蒲公英或芙蓉花。蒲公英生长于五六月份，到秋天就没有了，所以秋天用芙蓉花外敷，也可用芙蓉花30克煎汤喝，内外同治。

【宜忌人群】

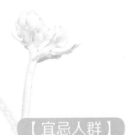

虚寒患者及孕妇禁服。

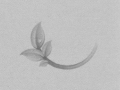

秦皮护眼护肤又护肾

【别　　名】

北秦皮。

【外形特征】

为木犀科植物苦枥白蜡树、小叶白蜡树或秦岭白蜡树的树皮。春秋两季剥下枝皮或干皮，晒干。

【药性说明】

性寒，味苦、涩。无毒。在常规剂量内水煎服没有不良反应，长期服用或大剂量服用也没有明显不良反应。

【主治功效】

清热燥湿，清肝明目。主治湿热下痢、目赤肿痛、目生翳膜等病症。

【用药经验】

● **治疗干眼症**

秦皮可以治疗眼炎，也可治疗免疫病引起的葡萄膜炎、眼溃疡等，与徐长卿、黄芩、焦决明等同用。在临床上遇到眼干无泪的患者，服用秦皮后泪

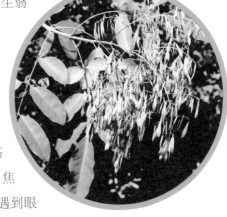

苦枥木

水就出来了。

● 保护肾功能

笔者临床发现秦皮还可以保护肾功能，降低肌酐、尿素氮、尿酸。久服不会抑制骨髓，对于白细胞血小板减少的疾病也适用。用药上，笔者通常用30克的剂量。日常保健时，每日用秦皮15～30克煎汤服，可明目，且能保护皮肤避免日光损伤。

【宜忌人群】

脾胃虚寒者忌服。

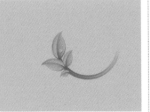

妇科传奇良药墓头回

【别　　名】

追风箭、脚汗草、铜班道、虎牙草、摆子草。

【外形特征】

为败酱科植物异叶败酱及糙叶败酱的根，以根或全草入药。主产于山西、河南、河北、广西等地。秋季采挖，去净茎苗，晒干。

【药性说明】

性寒，味苦。无毒。

【主治功效】

清热燥湿，止带，止血，截疟。主治赤白带下、崩漏、泄泻、痢疾、黄疸、疟疾、肠痈、疮疡肿毒、跌打损伤；

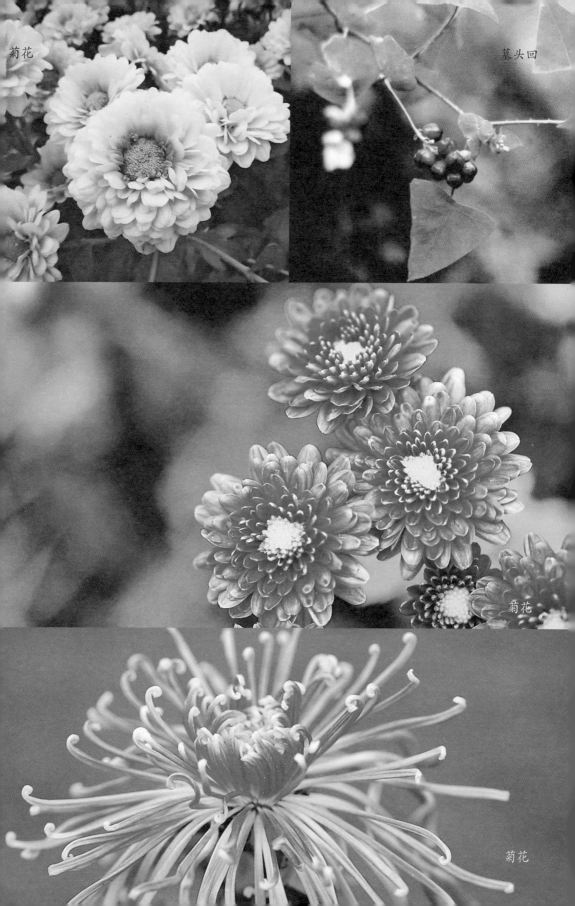

菊花

墓头回

菊花

菊花

子宫颈癌、胃癌。

【用药经验】

● 用于妇女带下、崩漏

笔者临床经验，墓头回治疗带下效果非常好。对于月经量大，冲血效果也很好。要注意的是，墓头回气味较大，煎煮后臭味可挥发。

● 治疗白血病

20世纪70年代就已经使用墓头回治疗白血病，急性白血病化疗后也可使用。现代药理证实，墓头回具有抗肿瘤的作用。

【宜忌人群】

孕妇慎用。

中医典故

康熙年间苏州有一个名医叶天士，一次在行医回家的路上看见一群人抬着一口薄皮棺材，棺材里不断滴出鲜血，便随棺而行，直至墓地。询问后方知棺中是一成年女子，因阴道出血不止而死。叶天士就说人还未死，死者家属听后大喜，立即开棺。叶天士用一种无名小草，煎了浓浓一锅，滤汁给患者缓缓灌入，不到一个时辰，患者苏醒，出血停止，又经一番治疗，渐趋康复。因患者吃了这种草药后起死回生，从墓头抬回，因此，该草药就被命名为"墓头回"。

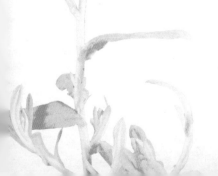

清肝明目菊花茶

【别　名】

寿客、金英、黄华、秋菊、隐逸花。

【外形特征】

为菊科植物，菊的头状花序。品种较多，药用分为黄菊花和白菊花。因产地不同，还有怀菊、豪菊、祁菊等，这些都属于白菊类。观赏用的菊花不入药。

【药性说明】

性微寒，味甘、苦。无毒。

【主治功效】

散风清热，平肝明目。主治风热感冒、头痛眩晕、目赤肿痛、眼目昏花。

【用药经验】

● **菊花的功效**

菊花和桑叶同用，如古代名方桑菊饮，可以治疗轻度感冒，以病毒性感冒为主。菊花、枸杞配六味地黄丸，即古代名方杞菊地黄丸，可以明目。菊花和降血压的西药成分同用，如珍菊降压片，既能降血压，又能改善头晕，是中西结合药的一个典范。菊花做成枕头，还可以帮助睡眠。

● **药用菊花**

在临床上有黄菊花、白菊花、野菊花之分。黄菊花抗病毒作用强，一般用于治疗感冒；白菊花清肝火的作用强，一

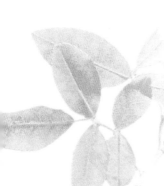

般用于治疗肝火旺的高血压病；野菊花味苦，抗菌、清热解毒的作用强，一般用于皮肤感染、肺部感染，如五味消毒饮。菊花常用剂量为10克。

【宜忌人群】

脾胃虚寒者慎用。

桑枝、桑叶：美颜护肤佳品

【别　　名】

桑条、荆桑、黄桑、霜叶霜。

【外形特征】

为桑科植物桑树的枝和叶。桑树的枝桠叫桑枝，桑树的皮叫桑白皮，桑树的叶子叫桑叶，桑树的果实叫桑葚子。

【药性说明】

桑枝性平，味微苦。桑叶性寒，味甘、苦。无毒。

【主治功效】

桑白皮的功效为清热利水，主治斑秃、痰多、脚肿；桑枝的功效为祛风通络，主治关节酸痛；桑叶的功效为疏散风热、清肝明目，主治感冒、头痛、头晕目糊等病症。

【用药经验】

笔者临床实践发现，常用桑叶等药会使人的皮肤斑疹逐渐消退，面色转白而有光泽。现代药理研究发现，桑枝桑叶的成分含有昆虫变态激素、甾醇类、挥发油类、黄酮类、有机酸类等，能使昆虫蜕皮，并能促进人体蛋白质的合成，促进细胞生长，刺激真皮细胞分裂，产生新的表皮。

【宜忌人群】

无禁忌人群。

中医典故

轩辕黄帝娶了西陵之女嫘祖，嫘祖发现桑树上有一只蚕侧吞着丝把自己包裹起来，她从中得到启示，开始种桑、养蚕、抽丝，制作衣服。

蔓荆子：保护眼睛治头痛

【别　　名】

万荆子、蔓青子。

【外形特征】

为马鞭草科植物单叶蔓荆或蔓荆的果实。

【药性说明】

性平，味辛、苦。无毒。在常规剂量内水煎服没有不良反应，长期服用或大剂量30克水煎服也没有明显不良反应。

【主治功效】

散风热，清头目。传统主治头痛头晕、眼红目糊、多泪等症。

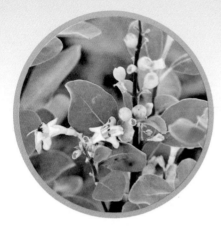
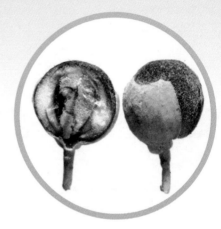

单叶蔓荆

【用药经验】

笔者临床发现，蔓荆子具有镇痛和扩张血管的作用。对感染性眼炎、鼻炎引起的头痛、血管性头痛以及颈椎病引起的神经性头痛都有疗效。治头痛与白蒺藜同用，治头晕与天麻同用，能增效。蔓荆子对于眼部炎症具有显著的抗炎作用，与秦皮同用，对多泪少泪都有效果。可治疗早期的晶状体浑浊、眼痛以及眼眶周围的头痛。蔓荆子也是一味乌发长发的好药，可与桑枝、桑叶同用以增效。蔓荆子还可治疗耳鸣，与天麻同用可增效。

【宜忌人群】

胃虚者慎服。

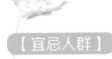

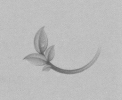

眼科要药密蒙花

【别　　名】

小锦花、蒙花、黄饭花、疙瘩皮树花、鸡骨头花。

【外形特征】

为马钱科植物密蒙花的干燥花或花蕾。

【药性说明】

性凉，味甘。无毒。

【主治功效】

清肝明目，清热退翳。传统主治目赤肿痛、羞明畏光、目昏生翳等病症。

【用药经验】

● 治疗眼部疾病

笔者经验，密蒙花可治疗眼部感染性疾病，如结膜炎、角膜炎、病毒性眼炎等以及慢性免疫性眼睛疾病，如干燥综合征、眼溃疡、葡萄膜炎、白塞病等。常和青葙子、蔓荆子、黄连、黄芩一起使用，还可治疗由于服用皮质激素引起的晶状体混浊、视物不清。

● 经验方

笔者常用经验方为密蒙花汤：密蒙花9克，蔓荆子30克，秦皮30克，生地15克，丹皮15克，治疗慢性免疫性眼病和晶状体混浊。密蒙花质地较轻，常用量为12克。但密蒙花可引起过敏，有花粉过敏史的人群不可用。

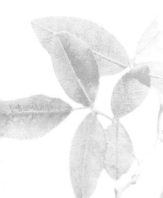

【宜忌人群】

花粉过敏史人群禁用。

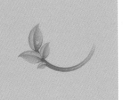

青葙子：保护眼睛抗青盲

【别　　名】

野鸡冠花、狗尾花、狗尾苋。

【外形特征】

为苋科植物青葙的成熟种子。产于我国中部及南部各省。秋季果实成熟时采割植株或摘取果穗，晒干，收集种子，去除杂质。生用。

【药性说明】

性凉，味苦。无毒。在常规剂量内没有不良反应，长期服用也没有明显的不良反应。

【主治功效】

清肝火，退翳膜。传统主治目赤肿痛、青盲、目翳飞星、视物昏暗等病症。

【用药经验】

笔者认为青葙子的药理具有降低眼压的作用，用以治疗眼压增高之青光眼综合征，与黄芩、白蒺藜、川芎等同用，还能较快地改善头痛症状；对于免疫性疾病长期服用皮质激素引起的晶状体浑浊、视物模糊也可以用青葙子与决明子、菟丝子等治疗。笔者常将青葙子与菊花、地黄同用，治疗干燥综合征眼病。但青葙子不能治疗屈光不正，如近视眼、远视眼、眼睛散光。此外，青葙子有降低血压的作用。临床可用以治疗高血压引起的头晕头痛、视物模糊。

【宜忌人群】

慢性泄泻者慎用。

中医典故

《本草纲目》里记载了一个故事。有位老先生长期吃青葙子，且做成青葙丸每日服用，活到一百多岁，老了以后双眼还非常明亮。

清热明目决明子

【别　　名】

还童子、马蹄子、千里光、羊角豆、野青豆、猪骨明、夜拉子、羊尾豆。

【外形特征】

为豆科草本植物决明的干燥成熟种子。全国各地均有栽培，主产于安徽、广西、四川、浙江、广东等地，秋季采收成熟果实，晒干，打下种子，除去杂质。生用，或炒用。

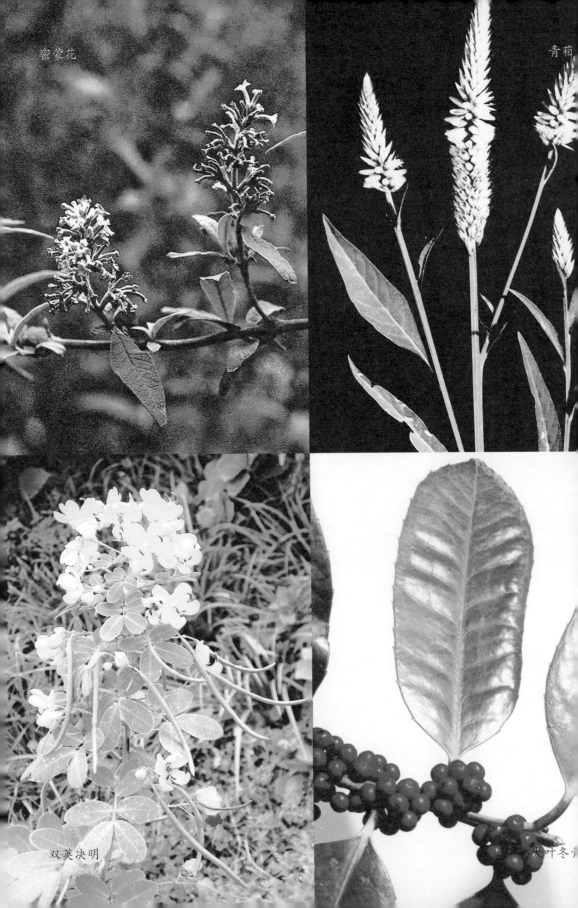

密蒙花

青葙

双荚决明

大叶冬青

【药性说明】

性凉，味甘、苦。无毒。我国民间有夏季饮用焦决明茶的习俗，有长期服用者，未发现有类似大黄的致突变和阳痿的不良反应。

【主治功效】

清热明目，润肠通便。传统主治肝胆湿热、眼红肿痛、青盲、泪出、视物模糊、大便干结等病症。

【用药经验】

● 免疫抑制作用

笔者认为决明子有免疫抑制作用，可用于治疗眼炎、葡萄膜炎、眼溃疡，临床可用于强直性脊柱炎、红斑狼疮、白塞病等合并眼损害，可与青葙子、徐长卿、黄芩等同用。

● 降脂

决明子还有降脂减肥、抗动脉粥样硬化和抗凝血的作用。临床常用于高脂血症、高血压、肥胖的患者以及服用皮质激素引起的脂质代谢紊乱。

● 保肝

焦决明是保肝药，其作用虽不强，但对免疫性肝病、慢性肝炎，既能起抑制免疫作用，又能起保肝作用。还可治疗脂肪性肝炎，与柴胡、虎杖、蒲公英等同用。

【宜忌人群】

泄泻和血压低者慎用。

中医典故

金元四大家之一朱丹溪为浙江义乌人，他在自家花园里种了很多决明子，后来花园里就没有蛇了。

明目降脂苦丁茶

【别　　名】

毛叶黄牛木、黄浆果、土茶、茶盖、角刺茶。

【外形特征】

主要为冬青科植物枸骨和大叶冬青的叶。生于山坡、竹林、灌木丛中。分布于长江下游各省及福建。

【药性说明】

性大寒，味甘、苦。无毒。在常规剂量内水煎服没有不良反应，长期服用也没有明显不良反应。

【主治功效】

散风热，清头目，解烦渴。传统主治风热头痛、目赤齿痛、热病烦渴、痢疾等病症。

【用药经验】

笔者认为常服苦丁茶可以清热明目，还可以治疗夏季腹泻，一般轻度肠炎、痢疾可用苦丁茶30克煎汤吃，疗效良好。

【宜忌人群】

脾胃虚寒者慎服。

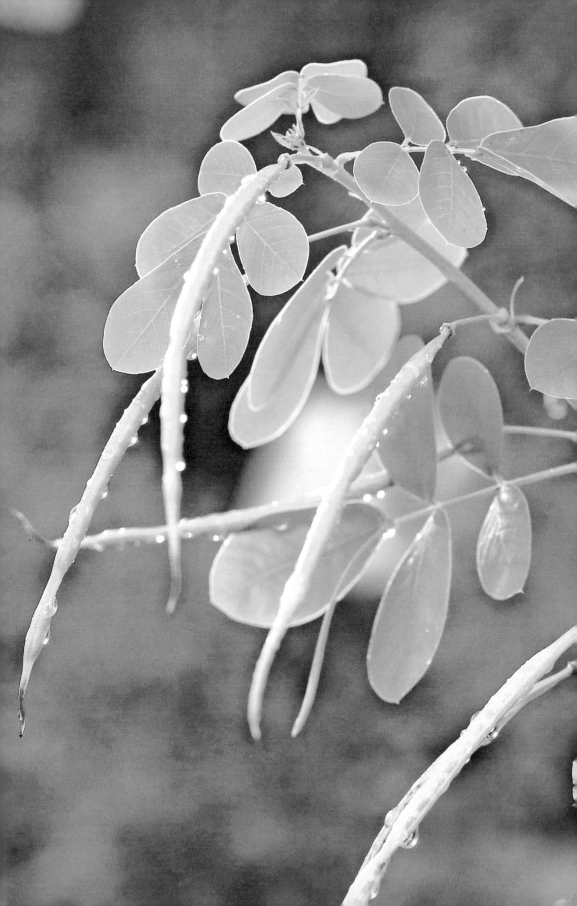

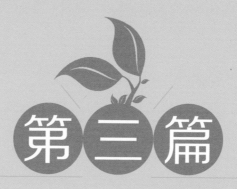

第三篇

活血化瘀药

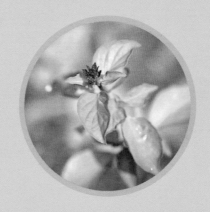

　　活血化瘀药是用于身体上有瘀血，血流迟慢，需活血行血，加快血液流动。若是瘀结成块，形成血栓，则需破瘀散结。活血类的中药分三类，第一类为活血化瘀药，以活血为主，化瘀为辅，如血流缓慢、血迟、少量的瘀，以及血管壁上沉淀、冠状动脉硬化、血管硬化、血管炎造成的轻微血栓；第二类为破瘀散结药，针对瘀结，即血栓。血管完全梗阻会引起梗死，如脑梗死、心肌梗死，还有栓塞性的血管炎、脉管炎，必须要用去瘀散结药溶血溶栓，但这类中药比活血化瘀药少；第三类为去瘀止痛药，由瘀血引起的疼痛，比如恶性肿瘤、肿块压迫神经丛而产生的疼痛，必须去瘀止痛，这类中药也不太多，止痛效果也不如西医效果好，但是中药有它自己的特点。

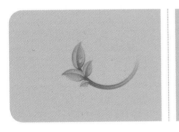

有益于母亲的益母草

【别　名】

茺蔚草。

【外形特征】

　　为唇形科植物益母草的全草。我国大部分地区均产，野生或栽培。通常在夏季茎叶茂盛、花开或初开时采割，除去杂质，洗净，润透，切段后干燥。生用或熬膏用。

【药性说明】

　　性凉，味辛、苦。无毒。在常规剂量内水煎服没有不良反应。长期服用和大剂量30克以下水煎服，一般没有明显不良反应，但剂量过大可能会出现全身乏力、四肢麻木、腰痛、血尿、血压下降的不良反应。

【主治功效】

活血调经，利尿消肿。主治月经不调、痛经、经闭、恶露不尽、水肿尿少；急性肾炎水肿。

【用药经验】

● 活血调经

益母草是传统的妇产科常用药，用于月经不调、痛经、闭经、产后恶露不尽。益母草膏是调经最常用的中成药。民间产后服用三天枯草，枯草即为当年贮存的益母草干品，能很好地收缩子宫和恢复子宫功能。现代药理证实，枯草的益母草碱含量比鲜草多。益母草在农村中遍地都有，以前许多人家门前都挂有一大把枯草，让产妇服用枯草汤三天，促进子宫收缩和产妇身体的康复。笔者在治疗女性红斑狼疮患者月经不调时，常用益母草、当归、制香附三味药加入方剂中，效果很好。对于一般性的月经不调，也可用这三味药调经，通常用益母草30克、当归12克、制香附12克，可双向调月经，既可调月经提前，又可调月经延迟。

● 治疗蛋白尿

急性肾炎和慢性肾炎之蛋白尿、水肿，加用益母草能加强利尿和消除蛋白尿。益母草有加快肾血流的作用，有利于尿素氮的排出，但含多量钾盐，对于肾功能不全、钾离子已经比较高的患者，要谨慎使用。

【宜忌人群】

阴虚血少者忌服。

中医典故

《本草纲目》上有一个方子为四物汤（当归、川芎、白芍、地黄），加益母草、制香附，双向调经。月经量多也能用，月经量少也能用，月经不来也能用，月经提前来也能用，效果明显。

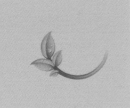

益母的毒儿子茺蔚子

【别　　名】

小胡麻、三角胡麻。

【外形特征】

为唇形科植物益母草的成熟种子。我国大部分地区均产，野生或栽培。

【药性说明】

性微寒，味辛、甘。有肾毒性。

【主治功效】

活血调经，清肝明目。主治月经不调、痛经、闭经、产后瘀滞腹痛、肝热头痛、头晕、目赤肿痛、目生翳障。

【用药经验】

茺蔚子的调经效果比益母草较强，但长期大剂量服用会发生肾功能不全，在实验药理研究中也证实茺蔚子有肾毒性。因此，在临床上调经用益母草较安全，不建议使用茺蔚子。

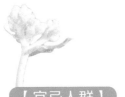

【宜忌人群】

有肾功能损害者不宜。

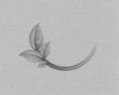

刘寄奴：治疗冠心病、肝硬化

【别　　名】

金寄奴、乌藤菜、六月雪、九里光、白花尾、炭包包、千粒米、斑枣子、细白花草、九牛草、苦连婆。

【外形特征】

为菊科植物奇蒿的全草。主产于浙江、江苏、江西、湖南等地。均为野生。八九月间开花时割取地上部分，除去泥土，晒干，切段入药。

【药性说明】

性温，味辛、苦。无毒。

【主治功效】

破瘀通经，止血消肿，消食化积。主治经闭、痛经、产后瘀滞腹痛、恶露不尽、癥瘕、跌打损伤、金疮出血、风湿痹痛、便血、尿血、痈疮肿毒、烫伤、食积腹痛、泄泻痢疾。

【用药经验】

刘寄奴现在也常作为一种伤药使用，可以外敷。它是现代中医临床治疗冠心病、血管炎常用的一味活血化瘀药。现代药理证实，刘寄奴含有挥发油，能够扩张血管，加速血液循环，因而能够改善冠状动脉的血流，促进凝血，也可以治疗外伤。此外，临床也常用刘寄奴治疗肝炎、肝硬化，疗效良好。笔者临床常用剂量为30克。

【宜忌人群】

气血虚弱、脾虚泄泻者忌服。

中医典故

　　《本草纲目》转载了李延寿写的《南史》里面的一个故事：古代战乱时期有个孩子叫刘寄奴，家里很穷。他从小跟着人家学武，箭射得非常好。有一次在树林里打猎，看见一条白蛇，便张弓搭箭要射这条蛇，蛇一转眼就不见了。第二天他在树林里听到捣臼的声音，就寻声找去。原来是一老一少两个人在捣药，刘寄奴问他们捣什么药，答曰他们的主人中箭受伤了，要捣药敷上，说完两个人就不见了。后来刘寄奴投了军，最后还当了皇帝。士兵受伤后，他就拿这个药给他们外敷内服，箭伤、刀伤都能治好。这个药就定名为刘寄奴。

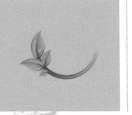

郁金除胀又化瘀

【别　名】

玉金、白丝郁金。

【外形特征】

　　为姜科植物郁金、姜黄、莪术的块根。温郁金主产于浙江，以温州地区最有名，为道地药材；黄郁金（植物郁

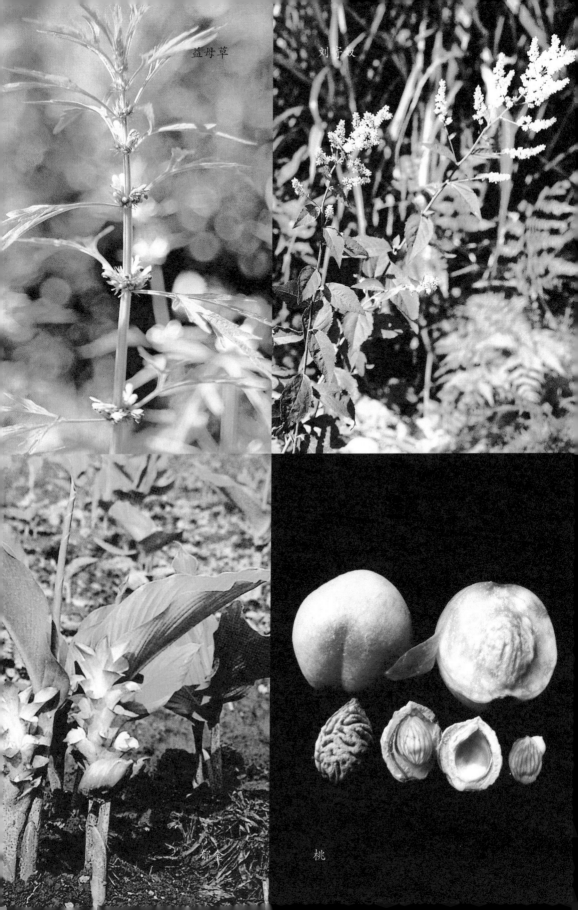

益母草　　刘寄奴

郁金　　桃

金）及绿丝郁金（蓬莪术）主产于四川；广西莪术主产于广西。野生或栽培。冬季茎叶枯萎后采挖，摘取块根，除去细根，蒸或煮至透心，干燥。切片或打碎，生用，或明矾水炙用。

【药性说明】

性寒，味辛、苦。无毒。

【主治功效】

行气化瘀，清心解郁，利胆退黄。用于经闭痛经、胸腹胀痛、刺痛、热病神昏、癫痫发狂、黄疸尿赤。

【用药经验】

● **治疗腹胀**

郁金能疏肝理气，对肝区胀满、腹胀有良好的疗效。

● **治疗血管炎**

现代药理证实，郁金有抗凝血的作用，对于栓塞性血管炎，郁金是一味重要的药，可以帮助血栓溶解，消除血管壁炎症。临床常将郁金与丹皮、赤芍、地黄等同用，长期服用可治疗血管炎、紫癜等。

● **笔者经验**

笔者认为，郁金是祛瘀药，而不应是止血药。在既有瘀血又有出血的情况下才能使用。中医辨证没有瘀滞的出血，如上消化道急性出血、不明原因的血尿、妇科的血崩、脑梗心梗刚发生时，都是新出血，没有瘀滞，用了郁金反而会加重出血；而对于一些既有瘀滞又有出血的情况，如红斑狼疮血管炎的紫斑和蛋白血尿、慢性血小板减少症的皮肤出血点、紫癜性肾炎和输尿管结石的血尿、支气管扩张和肺癌的反复咯血等，这些都是在瘀滞基础上再次出血，有新血又有陈血，这才是郁金的适应症。

【宜忌人群】

血虚有寒者及孕妇慎服。

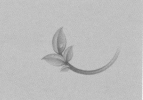

活血通便的良药桃仁

【别　名】

桃核仁。

【外形特征】

为蔷薇科植物桃或山桃的干燥成熟种子。全国各地均有栽培。山桃主产于辽宁、河北、河南、山东、四川、云南等地，野生。六七月间果实成熟时采摘，除去果肉及核壳，取出种子，去皮，晒干，生用或炒用。

【药性说明】

性平，味甘、苦。无毒。

【主治功效】

破血行瘀，润燥滑肠。主治经闭、癥瘕、热病蓄血、风痹、疟疾、跌打损伤、瘀血肿痛、血燥便秘。

【用药经验】

● **活血通经**

桃仁与红花同用可以强化红花活血通经的作用，常用来治疗月经不调、闭经，如妇科著名方剂桃红四物汤。

● **抗凝血抗炎症**

在治疗免疫病栓塞性血管炎的瘀点、瘀斑时，桃仁有抗凝血和抗炎症的作用，可与生地、丹皮等同用以协助治疗瘀点、瘀斑。对于大动脉炎后遗症、无脉症，桃仁、红花也是常用药。

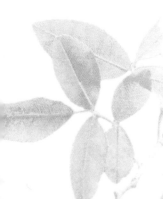

● **润肠通便**

桃仁含较多的脂肪油，有润肠通便的功效，可以治疗大便干结。对便秘较重者，桃仁的药力较弱，必须和麻仁、理气药组成复方使用。桃仁一般剂量用12克，通便可用大剂量30克。

【宜忌人群】

孕妇忌服。

治疗血管炎的丹皮

【别　名】

丹皮、粉丹皮、木芍药、条丹皮、洛阳花。

【外形特征】

为毛茛科植物牡丹的根皮。产于安徽、山东等地。秋季采挖根部，除去细根和泥沙，剥取根皮，晒干。生用或酒炙用。

【药性说明】

性微寒，味辛、苦。无毒。

【主治功效】

清热凉血，活血化瘀。主治温毒发斑、吐血衄血、夜热早凉、无汗骨蒸、经闭痛经、痈肿疮毒、跌扑伤痛。

【用药经验】

丹皮普遍应用于各种关节炎、风湿热、红斑狼疮、干燥综合征、白塞病、结节性红斑等，具有抑制炎症、肿胀、渗出和抑制毛细血管通透性的作用。常和赤芍同用治疗皮肤紫斑、紫癜，但不是主要药物，属于辅助增效药。丹皮常用的剂量是10～12克，也可用到30克。

【宜忌人群】

血虚有寒、孕妇及月经过多者慎服。

凉血止痛话赤芍

【别　　名】

木芍药、红芍药。

【外形特征】

为毛茛科植物芍药、草芍药、川芍药等的根。全国大部分地区均产。春秋两季采挖，除去根茎、须根及泥沙，晒干，切片。生用或炒用。

【药性说明】

性凉，味酸、苦。无毒。

【主治功效】

行瘀，止痛，凉血，消肿。主治瘀滞经闭、癥瘕积聚、腹痛、胁痛、衄血、血痢、肠风下血、目赤、痈肿。

【用药经验】

赤芍常和丹皮同用，具有抗过敏、抗血管炎的作用，笔者临床主要用于治疗血管炎和荨麻疹。常用剂量为10～12克，也可以用到30克的大剂量，长期服用也没有不良反应。

【宜忌人群】

血虚无瘀之症及痈疽已溃者慎服。

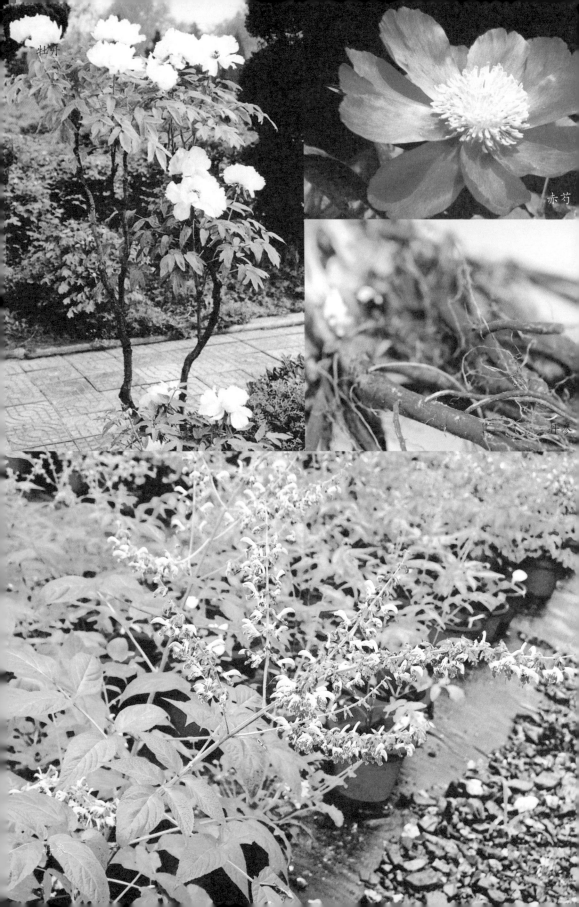

牡丹

赤芍

丹参

丹参：治疗冠心病的要药

【别　　名】

血参根、血山根、红丹参、紫丹参。

【外形特征】

为唇形科植物丹参的根。主产于安徽、四川、江苏、河南、山西等地。春秋两季采挖，除去茎叶，洗净，润透，切成厚片，晒干。生用或酒炙用。

【药性说明】

性微寒，味苦。无毒。

【主治功效】

活血祛瘀，安神宁心，排脓止痛。主治月经不调、痛经、经闭、血崩带下、癥瘕积聚、瘀血腹痛、骨节疼痛、惊悸不眠、恶疮肿毒；心绞痛。

【用药经验】

丹参主要用于治疗冠心病，现代药理研究表明，丹参可以抗凝血、抗血小板聚结、抗栓塞，能溶解小的血栓，改善动脉供血，降低肺动脉高压，从而改善头晕、胸闷等由于缺血缺氧导致的症状。此外，丹参可以调经，不会引起月经量过多的不良反应。但丹参对于免疫病引起的血管炎效果不佳。丹参的常用量为12克，对于肺动脉高压、冠状动脉供血不足的疾病要用30克。

【宜忌人群】

无瘀血者慎服，孕妇慎服。

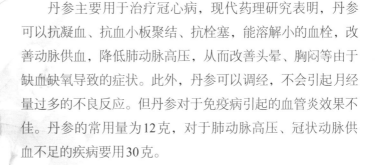

徐长卿与白塞病

【别　名】

鬼督邮、逍遥竹、一枝香、英雄草。

【外形特征】

为萝藦科牛皮消属植物徐长卿的干燥根及根茎。

【药性说明】

性温，味辛。无毒。

【主治功效】

祛风化湿，活血止痛、止痒。主治风湿痹痛、胃痛胀满、牙痛、腰痛、跌扑损伤、荨麻疹、湿疹。

【用药经验】

徐长卿用于治疗白塞病。白塞病古称狐惑病，主要表现为口腔溃疡、阴部溃疡、眼睛葡萄膜炎或者巩膜炎，以前叫三联征，现代还表现为下肢溃疡、下肢结节性红斑、关节炎、关节疼。重症患者会出现白细胞减少、发烧、皮下及黏膜下血管炎，并发生脑血管炎，出现神志不清、说胡话的症

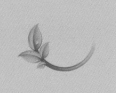

徐长卿

状。通常用30克，对于红眼症、腿部结节性红斑、口腔溃疡都有效果。

【宜忌人群】

体弱者慎服。

中医典故

《本草纲目》记载，汉代有一贵族女子患一疾病，红眼，口腔、咽喉、外阴、肛门溃烂，不能进食，大小便时甚为痛苦。遍求名医，服药调治，时好时重。数年后逐渐消瘦，有时神志恍惚，胡话连连。众人均道是鬼狐之病。延请道士捉鬼，巫婆驱邪，仙家斩狐，总不见效。后有一位远道而来的走方郎中，名徐长卿者，说是狐惑病，用一药末让患者每日吞服，一日两次。患者神志渐清，能进饮食，治疗百日后病竟大愈。该药原名鬼督邮，由于徐长卿治好了该女子的鬼狐之病，影响很大，故将该药改名为徐长卿。因在石块下面长出者为良药，故又名石下长卿。徐长卿治好了贵族女子的病，赏赐甚多。而此病却不断根，容易复发。

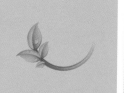

产自西班牙的西红花

【别　名】

藏红花、番红花。

【外形特征】

为鸢尾科番红花属植物番红花的干燥柱头。产于欧洲及中亚地区。常于九十月间选晴天早晨采收花朵，摘下柱头，烘干。

【药性说明】

性凉，味甘。有小毒。

【主治功效】

活血化瘀，凉血解毒，解郁安神。主治经闭癥瘕、产后瘀阻、温毒发斑、忧郁痞闷、惊悸发狂。

【用药经验】

西红花在元朝叫泊夫兰，原产地为西班牙，从伊朗流传到西藏，西藏就成为西红花的集散地。后来人们误以为西红花出产在西藏，所以叫西红花。西红花的形象跟红花很像，但气味很香，非常适合做药膳。红花性温，西红花性凉。现在西红花也代替红花用于活血化瘀，但它的药力没有红花那么强。此外，西红花可以调月经，治疗冠心病。一般用量为1克，用在膏方里通常是10克一剂。

【宜忌人群】

孕妇忌用。

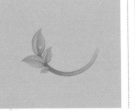

巧用红花做胭脂

【别　名】

红蓝花。

【外形特征】

为菊科植物红花的花。全国各地多有栽培，主产于河

南、湖北、四川、云南、浙江等地。夏季开花，花色由黄转
为鲜红时采摘。阴干或微火烘干。

【药性说明】

性温，味甘。无毒。

【主治功效】

活血通经，散瘀止痛。主治经闭、痛经、恶露不行、癥
瘕痞块、跌扑损伤、疮疡肿痛。

【用药经验】

● **调经**

红花是治疗闭经、月经延迟的常用药，常与益母草、当
归一起使用，如桃红四物汤。笔者常用红花治疗免疫性疾病
伴有的月经延迟或闭经，一般用3～9克，大多数都有效。
但对于子宫、卵巢萎缩导致的闭经，红花不能见效。

● **治疗冠心病**

每天小剂量使用红花，可以帮助扩冠脉，改善冠状动脉
的血流量，一般用1～3克。大剂量使用红花会导致痔疮出
血或血尿。

【宜忌人群】

孕妇慎用。

中医典故

红花是古代制作胭脂的原料之一。制作胭脂的常用原料有四类，其一是山石榴
花汁，其二是山燕脂花汁，其三是用紫矿染棉而成，其四是用红花汁凝聚而成。

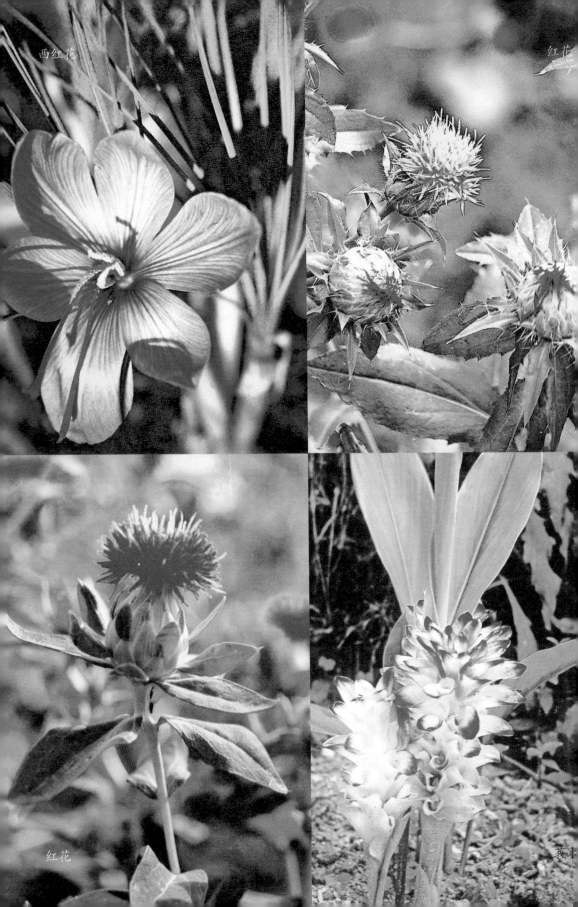

西红花

红花

红花

羲和

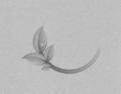

软坚散结用莪术

【别　　名】

温莪术、蓬莪术、山姜黄、芋儿七、臭屎姜。

【外形特征】

为姜科植物蓬莪术、广西莪术或温郁金的干燥根茎。蓬莪术主产于四川、广东、广西等地；温郁金又称温莪术，主产于浙江温州；广西莪术又称桂莪术，主产于广西。秋冬季茎叶枯萎后采挖。除去地上部分、须根、鳞叶，洗净蒸或煮至透心，晒干，切片生用或醋炙用。

【药性说明】

性温，味辛、苦。无毒。

【主治功效】

行气破血，消积止痛。主治癥瘕痞块、瘀血经闭、食积胀痛；早期宫颈癌。

【用药经验】

● 治疗免疫病中的皮肤结节

莪术有软坚散结的作用，笔者临床多用于治疗结节性红斑、白塞病红斑等免疫性疾病中的皮肤结节。对于疾病初期的红色结节和晚期的褐色结节都适合，只要皮下能摸到硬块的都可以用。

● 治疗克隆恩病

克隆恩病是以肠道中长肉芽肿、腹部可触及肿块为主

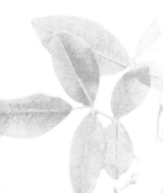

要病理表现的一种炎症性肠病，主要症状是腹痛。从病理上讲，克隆恩病也属于中医里的癥瘕积聚，笔者常用莪术来治疗。

● 治疗甲状腺结节

莪术与三棱同用，还可以用来治疗甲状腺结节，使部分患者的甲状腺多发性肿块缩小或消除。莪术消肿块通常用30克，单独用莪术不会导致出血，但与三棱同用会引起月经过多。

【宜忌人群】

气血两虚、脾胃薄弱无积滞者慎服。孕妇忌服。

消炎止痛的姜黄

【别　　名】

黄姜、毛姜黄、宝鼎香、黄丝郁金。

【外形特征】

为姜科植物姜黄或郁金的根茎。主产于四川、福建等地。野生或栽培。冬季茎叶枯萎时采挖，除去须根。煮或蒸至透心，晒干，切厚片，生用。

【药性说明】

性温，味辛、苦。无毒。

【主治功效】

破血行气，通经止痛。主治胸胁刺痛、闭经、癥瘕、风湿肩臂疼痛，跌扑肿痛。

【用药经验】

● **治疗风湿性关节痛**

姜黄可以治疗风湿性疾病引起的肩痛、类风湿关节炎，通常与川乌同用，可以增强止痛效果。

● **治疗肝胆痛**

现代药理证实，姜黄可以扩张胆管，促进胆汁排泄，缓解胆绞痛、胆囊炎、肝炎等病的疼痛。

● **治疗冠心病**

姜黄对心血管也有作用，笔者临床常将姜黄与郁金、赤芍、丹参同用，治疗冠心病、心绞痛。常规剂量为10～12克，但用于止痛可达到30克，效果较好。姜黄性温，对于体质较热的人常用会出现上火的表现，可以加地黄来平衡。

【宜忌人群】

血虚而无气滞血瘀者忌服。

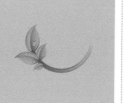

中枢性止痛药延胡索

【别　名】

延胡、玄胡索、元胡索。

【外形特征】

为罂粟科植物延胡索的块茎。主产于浙江、江苏、湖北、湖南等地。野生或栽培，夏初茎叶枯萎时采挖，除去须根，置沸水中煮至恰无白心时取出，晒干。切厚片或捣碎，生用或醋炙用。

【药性说明】

性温，味苦。无毒。

【主治功效】

活血散瘀，理气止痛。主治心腹腰膝诸痛、月经不调、瘕癖、崩中，产后血晕、恶露不尽、跌打损伤。

【用药经验】

延胡索止痛主要用于短期疼痛，对于胃痛、肝区痛、胆囊隐痛都有良好的效果。其止痛机制是中枢性止痛，属于麻醉止痛，因而用于神经痛效果较好，对平滑肌痉挛的疼痛效果较差。此外，延胡索还可以用于坐骨神经痛、痛经、肿瘤疼痛等。在肿瘤疼痛的治疗中，服西药的同时在中药复方中加延胡索、鸡屎藤，有利于减轻疼痛。但是延胡索有耐药性，初次使用效果很好，再次服用效果减弱。常用剂量为12克，用于止痛需要30克才有明显效果。

【宜忌人群】

血热气虚者及孕妇忌服。

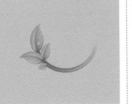

水蛭：活血化瘀第一药

【别　名】

蚂蟥、马鳖、肉钻子。

【外形特征】

为水蛭科动物蚂蟥、宽边金线蛭、茶色蛭、日本医蛭等的干燥全体。全国大部分地区均有出产，多属野生。夏秋季捕捉。捕捉后洗净，用沸水烫死，切段晒干或低温干燥。生用，或用滑石粉烫后用。

【药性说明】

性平，味咸、苦。有小毒。

【主治功效】

破血，逐瘀，通经。主治癥瘕痞块、血瘀经闭、跌扑损伤。

【用药经验】

现代研究表明，水蛭中含有水蛭素，是溶解血栓的良药。中医在临床上多用于治疗脑梗死、大动脉栓塞、闭塞性脉管炎、心肌梗死等有瘀血阻滞的疾病。通常将水蛭和其他活血化瘀药同用，其活血效果远远超过丹参，是作用最强的活血化瘀药。通常用3～9克，保守用1.5～3克，使用时要掌握好时间，防止出血。一般连续使用约一个月就要停药，不管有效无效。煎药或高温会破坏水蛭素，要将水蛭风干后磨粉吞服。

【宜忌人群】

孕妇及无瘀血者禁用。

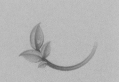

凤仙花子急性子

【别　　名】

凤仙花子。

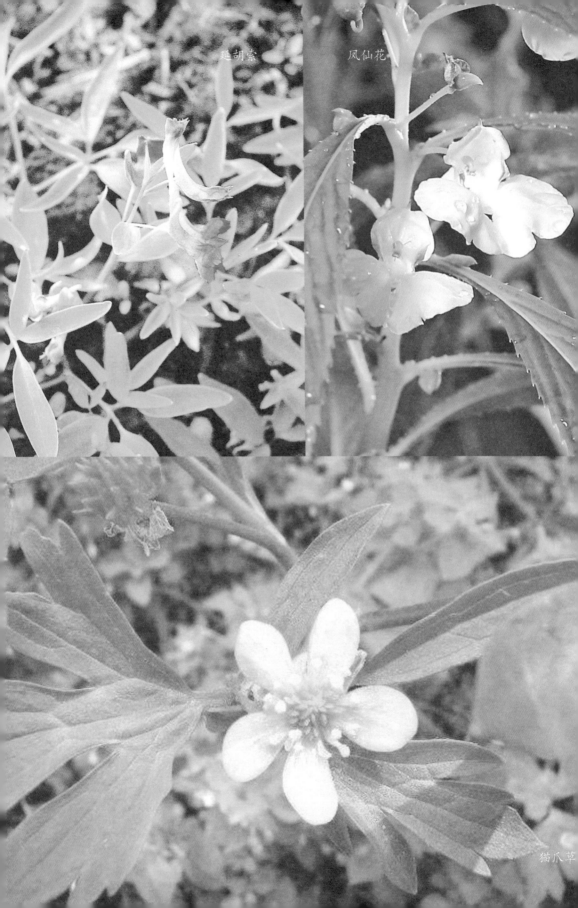

延胡索　　　　　风仙花

猫爪草

【外形特征】

为凤仙花科植物凤仙花的种子。

【药性说明】

性温，味辛、苦。有小毒。

【主治功效】

化瘀散结。传统主治肿块、食物吞咽困难等病症。

【用药经验】

民间使用急性子单方治疗鹅掌风。半斤米醋加10克急性子浸泡，夏天用于浸鹅掌风、手癣、脚癣。现代研究发现，急性子有抗癌、兴奋子宫、避孕的作用。临床主要用于治疗食道癌、贲门癌、胃癌及闭经等。

【宜忌人群】

孕妇慎用。

形似猫爪的猫爪草

【别　　名】

小毛茛。

【外形特征】

为毛茛科植物小毛茛的全草。因其块根肉质，数个簇生，近纺锤形，外皮黄褐色，形似猫爪而得名。猫爪草为一年生或多年生草本，全球约有400多种，广布于寒湿地带，我国有9个变种共78种，主产于长江中下游各地。

【药性说明】

性微温，味辛、甘。有小毒。

【主治功效】

解毒散结。主治肺结核、淋巴结结核、淋巴结炎、咽喉炎。

【用药经验】

不可内服。具有抗癌作用。猫爪草常用来治疗淋巴结肿大、甲状腺肿瘤、恶性淋巴瘤等，以及乳腺肿瘤、乳房结节，炎性、恶性等。临床上与续断、杜仲、接骨木等同用，对于治疗蛋白尿有一定的疗效。

【宜忌人群】

无禁忌人群。

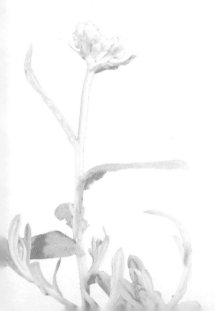

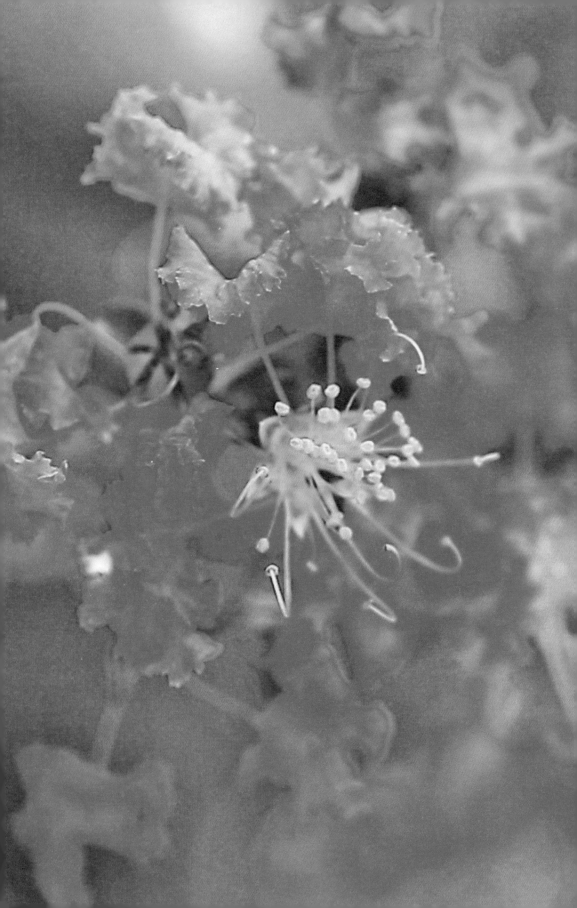

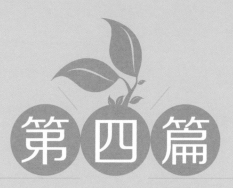

第四篇

止血药

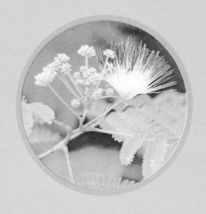

出血通常有两种情况，一种是流出体外的出血，比如鼻子出血、口腔牙龈出血、吐血、呕血、血尿、大便出血。大便出血又分远血和近血。远血是上消化道出血，出血颜色黑，近血一般是痔疮出血，颜色鲜红。肠道出血呈暗红色。另一种情况是皮下出血，既有出血又有瘀血。

止血药是用于止住出血的中药。中医将止血药分四类，即收敛止血、凉血止血、化瘀止血和温经止血。第一类为收敛止血药，能使伤口很快收敛，凝结成血块；第二类为凉血止血药，药性凉，既有凉血功效又有止血功效，中医讲内热迫血妄行，内火重也会引起出血，用凉性药物清除血里的热，同时止血；第三类为化瘀止血药，比如皮下出血，既有出血又有瘀血，治疗时要祛瘀止血；第四类为温经止血药，这类药是温性的，既可以止血又可以温里散寒。现代研究对于止血药的止血机制大部分已经证实，主要是抗凝、收缩血管，有的是保护血管通透性，有的是使局部血液收敛凝结。

化瘀止血水牛角

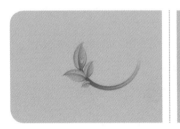

【别　名】

沙牛角。

【外形特征】

为牛科动物水牛的角。一般用水牛角尖，切成薄片。主产于华南、华东地区。取角后，水煮，除去角塞，干燥，镑片或锉成粗粉。生用或制为浓缩粉用。

【药性说明】

性寒，味咸。无毒。在常规剂量内水煎服没有不良反应。大剂量服用常有上腹部不适、恶心、腹胀、食欲不振等反应。

【主治功效】

凉血止血，清热解毒。传统主治热病头痛、斑疹麻痘、吐血、衄血等病症。

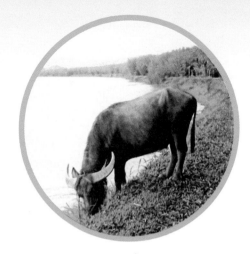

水牛

【用药经验】

水牛角治疗因血小板减少性紫癜、过敏性紫癜出现的皮肤紫斑效果最好，还能治疗血管炎导致的皮肤发紫，比如雷诺氏症以及红斑狼疮早期的面部红斑。治疗急性慢性白血病、皮肌炎、慢性肾炎等疾病导致的红斑皮疹、紫斑瘀点、血尿等，与郁金、丹皮、生地同用，但见效较慢。其机制可能与水牛角具有增强肾上腺皮质功能，提高体内激素水平和抗炎作用有关。水牛角的功效与犀角有相似之处，有一定的化瘀止血效果，但远不如犀角效果好。但我国已经禁止使用犀角。水牛角的剂量通常为30克，需久煎3小时，还可制成颗粒剂，平时冲水喝。

【宜忌人群】

中虚胃寒者慎服。

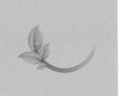

护房树与槐花米

【别　　名】

金药树、护房树、豆槐。

【外形特征】

为豆科植物槐的花朵或花蕾，花朵名槐花，花蕾名槐花米。夏季花未开放时采收的花蕾，采收后除去花序的枝、梗及杂质，及时干燥，生用、炒用或炒炭用。

【药性说明】

性微寒，味苦。无毒。

【主治功效】

凉血止血，清肝泻火。主治便血、痔血、血痢、崩漏、吐血、衄血、肝热目赤、头痛眩晕。

【用药经验】

槐花与槐花米同是凉血止血药，但槐花米止血的效果较槐花好，槐花米炒炭的止血效果比生槐花米更好。临床通常将槐花米和丹皮、赤芍、郁金同用，可以保护血管壁，防止出血。槐花米一般剂量12克，止血用30克效果

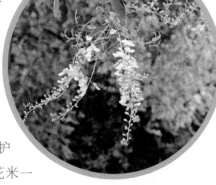

槐的花枝

很好，但很苦，需用甘草或大枣调味。对于高血压、高血脂以及经常眼睛出血的患者，用槐花米泡茶冲饮或煎服，既可保护血管，防治出血，又可降低胆固醇，宜长期服用。

【宜忌人群】

脾胃虚寒者慎服。

白茅根：凉血止血的助攻药

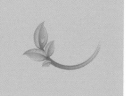

【别　　名】

茅根、兰根、茹根。

【外形特征】

为禾本科植物白茅的根茎。全国各地均有产，但以华北地区较多。春秋季采挖，除去须根及膜质叶鞘，洗净，晒干，切段生用。

【药性说明】

性寒，味甘。无毒。

【主治功效】

凉血止血，清热利尿。主治热病烦渴、吐血、衄血、肺热喘急、胃热哕逆、淋病、小便不利、水肿、黄疸。

白茅

【用药经验】

● 止血

白茅根止血主要用于牙龈出血、鼻子出血、血尿，止血作用较弱，通常和其他药物配伍使用。

● 生津

白茅根还有生津的作用，新鲜的茅根生津效果很好，干茅根的生津效果较差，不及芦根。治疗干燥综合征的口干，如果用了芦根后还是口干，可以加一点白茅根加强效果。笔者临床上常用于治疗红斑狼疮和干燥综合征引起的口干、咽干、眼干。白茅根临床通常用30克。

【宜忌人群】

脾胃虚寒、尿多不渴者忌服。

血余炭：来自人体的特殊药材

【别　名】

乱发、发灰子、头发、人发灰。

【外形特征】

人的头发经加工煅成的炭状块物。收集头发，除去杂质，用碱水洗去油垢，清水洗净，晒干，焖煅成炭用。

【药性说明】

性平，味苦。无毒。在常规剂量内水煎服没有不良反应，长期服用也没有明显不良反应。

【主治功效】

收敛止血，化瘀利水。传统主治小便不利、出血等。

【用药经验】

临床用于口鼻出血、大便出血、小便出血、月经过多、肺部出血等。单用效果不强，常用在复方中增效。一般用30克。

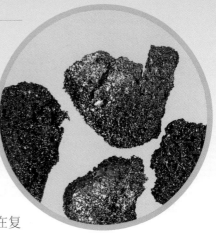

血余炭

【宜忌人群】

无禁忌人群。

治疗紫癜首选蒲黄

【别　名】

香蒲、水蜡烛、蒲草。

【外形特征】

为香蒲科植物长苞香蒲、狭叶香蒲、宽叶香蒲或其同属多种植物的花粉。主产于浙江、安徽、湖北、山东等地。夏季采收蒲棒上部的黄色雄性花序，晒干后碾轧，晒取细粉，生用或炒用。

【药性说明】

性平，味甘。无毒。

【主治功效】

止血，化瘀，通淋。
主治吐血、衄血、咯血、
崩漏、外伤出血、经闭
痛经、脘腹刺痛、跌扑
肿痛、血淋涩痛。

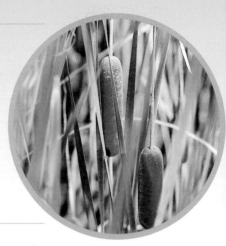

香蒲

【用药经验】

● 治疗紫癜

蒲黄既能止血又能化瘀，是
治疗皮下出血的首选用药。笔者常用蒲黄治疗血小板减少性
紫癜、血管炎性紫癜。

● 治疗口腔溃疡

《本草纲目》记载，蒲黄可以治疗口腔溃疡。笔者通过
临床实践，认为单用蒲黄治疗口腔溃疡效果不是很好，只对
部分人有效，但在治疗口腔溃疡的复方里加蒲黄9克能增加
疗效。

● 治疗心血管疾病

临床上蒲黄常用在心血管疾病的治疗上，它能扩张冠状
动脉，增加冠脉流量，缩小心梗范围。还能降低胆固醇、降
低动脉粥样硬化、减少主动脉斑块沉积等。

● 抑制免疫

在自身免疫病的治疗方面，蒲黄尚有抑制免疫和抗炎作
用。蒲黄一般剂量用9克，超过15克服用会引起胃部不适，
久服也会引起胃部不适，可用半夏、陈皮、佛手等消除不良
反应。

【宜忌人群】

孕妇慎用，花粉过敏者慎用。

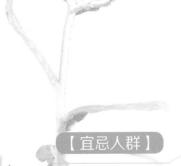

中医典故

　　宋代著名诗人苏东坡有一首诗："一斤松花不可少，八两蒲黄切莫炒，槐花杏花各五钱，两斤白蜜一起捣，吃也好，浴也好，红白容颜直到老。"

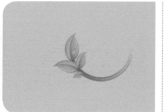

三七止血、化瘀、补益三合一

【别　名】

　　人参三七、山漆、田漆、田七、田三七。

【外形特征】

　　为五加科植物三七的根。主产于云南、广西等地。夏末秋初开花前或冬季种子成熟后采挖，去尽泥土，洗净，晒干。生用或研细粉用。

【药性说明】

　　性温，味甘、微苦。无毒。在常规剂量内水煎服没有不良反应，长期服用也没有明显不良反应，但长期服用或剂量稍大会引起内热上火。

【主治功效】

　　活血止血，祛瘀止痛。传统主治各种出血、咯血、吐血、便血、衄血、跌打损伤、瘀滞疼痛等病症。

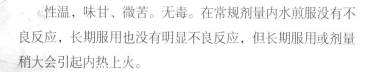

【用药经验】

● 止血

三七对各种出血都有止血效果。临床上急性出血，吞服三七粉有立即止血的效果。受伤后瘀血疼痛，立即吞服三七粉也能祛瘀消肿。对咯血、上消化道出血、尿血、月经过多等中小量出血都有效果。对于每月冲经者和支气管扩张反复咯血的患者，在一定时期内服用三七粉止血效果很好，但长期服用出血会增多。对于三七的这种双重性作用，使用时必须引起注意。

● 化瘀

三七活血化瘀，治疗外伤瘀滞血肿骨折的效果非常好，三七粉内服和外敷可同时进行。对不易愈合的骨折，如舟状骨骨折、股骨头骨折有促进愈合效果，对外伤性和药物性股骨头坏死也能促进改善疼痛症状和改善股骨头的血液供应。三七与鹿角、白芥子等同用，能治疗骨关节炎、膝关节滑囊积液，有消肿止痛，并使积液重吸收的效果。

● 扩血管、扩冠脉、降脂

参三七有扩张血管、扩张冠状动脉、抗心肌梗死以及缩小心梗范围的作用。对冠心病、动脉粥样硬化、心肌梗死都能起到疗效。对已经患有冠心病的患者，可长期服用少量三七治疗。参三七有降低血脂的作用，能抑制脂肪在肠道的吸收，降低血清和肝脏胆固醇和甘油三酯含量的作用，减轻主动脉壁脂肪沉着。长期服用少量三七粉，能使高脂血症、动脉粥样硬化、脂肪肝的患者缓慢好转，甚而恢复正常状态。

● 保肝

对慢性肝炎和早期肝硬化患者，在中药复方中加入少量参三七粉吞服或煎服，可以保肝、减轻肝损、降酶和抗纤维化以及增加蛋白合成，在补充营养的同时，协助改善低蛋白

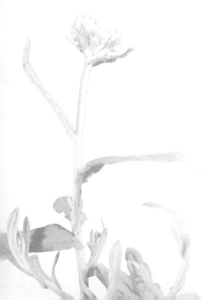

血症。

● 补益强壮

熟三七含二醇类和三醇类两类人参皂苷，具有人参的补益强壮作用。民间用三七蒸鸡，供病后、产后和老人体虚者进补，可起到抗衰老、健康长寿的效果。

【宜忌人群】

孕妇忌服。

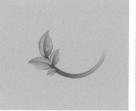

艾叶：辟邪驱毒好信物

【别　　名】

萧茅、冰台、遏草、香艾、蕲艾、艾绒。

【外形特征】

为菊科植物艾的干燥叶子。艾是一种多年生草本植物，生长于路旁荒野、草地、林园，分布于我国大部分地区。在五至七月花尚未开放艾叶正茂盛时采叶阴干，以叶厚、色青、背面灰白色、绒毛多、香气浓郁者为佳品。

【药性说明】

性温，味辛、苦。有小毒。在常规剂量内水煎服没有不良反应，但不能长期服用。

【主治功效】

温经止血，散寒止痛。中医传统消毒用生艾叶，止血用陈艾炭。主治月经不调、痛经、出血等。

【用药经验】

单味艾叶炭对上消化道出血、咯血、尿血和经血止血效果都不明显，在止血的复方中使用能够增效，如胶艾四物汤。肺部出血一般不用。一般剂量为 3 ～ 9 克。

【宜忌人群】

无禁忌人群。

白及：肺部出血的止血良药

【别　名】

连及草、甘根、白给、箬兰、朱兰、紫兰、紫蕙、百笠。

【外形特征】

为兰科植物白及的块茎。广泛分布于我国长江流域各省，朝鲜、日本也有分布。在夏秋两季采挖块茎，除去残茎及须根，洗净置沸水中煮至无白心，除去外皮，晒干，切片，生用。

【药性说明】

性寒，味苦、甘、涩。无毒。在常规剂量内水煎服没有不良反应，但大剂量服用会有恶心、胃不舒服的反应。长期服用也没有明显不良反应。

【主治功效】

收敛止血，消肿生肌。传统主治肺痿肺烂、吐血不止等病症。

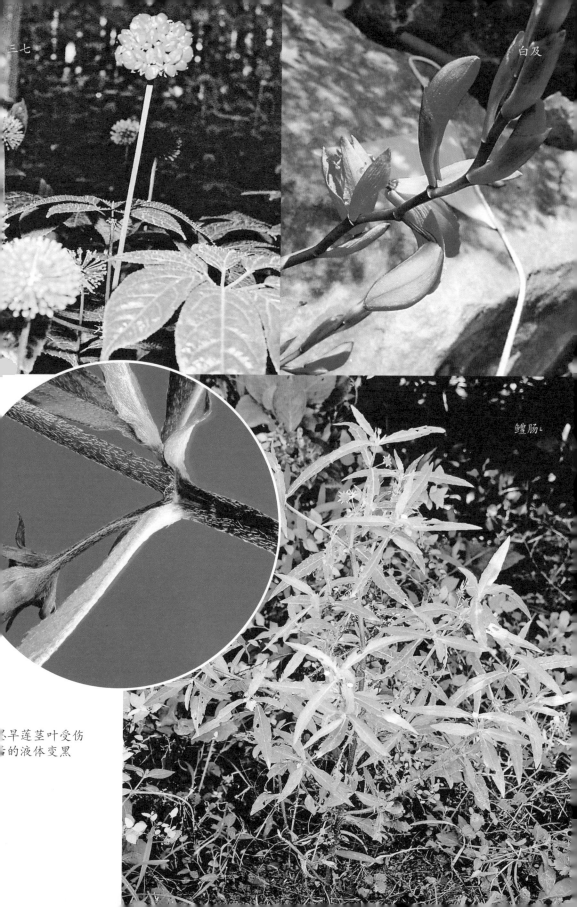

三七

白及

鳢肠

墨旱莲茎叶受伤
后的液体变黑

【用药经验】

现在临床上白及是治疗肺结核、支气管扩张等疾病的并发出血的常用止血药，其对肺癌、胃十二指肠溃疡出血也有较好的效果。对泌尿道、皮下、口腔、鼻子等出血无效。一般用量为9～12克，特殊情况会大剂量使用。

【宜忌人群】

无禁忌人群。

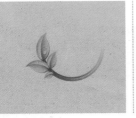

保肝乌发墨旱莲

【别　　名】

旱莲草、墨菜、黑墨草、墨汁草、墨水草、乌心草。

【外形特征】

为菊科植物鳢肠的全草。花开时采割，晒干，切段生用。

【药性说明】

性寒，味甘、酸。无毒。在常规剂量内水煎服没有不良反应，长期服用也没有明显不良反应。

【主治功效】

凉血止血，补益肝肾。传统主治肝肾阴虚、头晕目眩、头发早白等病症以及各种出血，如咯血、吐血、尿血、便血、崩漏、齿鼻衄血。

【用药经验】

● 止血作用

因采摘旱莲草鲜草时其茎立即变成墨色，并有黑汁滴下，故名墨旱莲。鲜草局敷伤口有即时止血效果，鲜草内服止血效果也很好。干旱莲草30克煎服，对内出血也有一定的止血效果，一般在复方中与其他止血药同用。

● 抗衰老和抗突变

旱莲草具有消除自由基、抗衰老的作用。对染色体损伤有保护作用，还能消除炎性物质，增强细胞免疫功能。其有效成分为蟛蜞菊内酯、去甲蟛蜞菊内酯，这是补肝肾、抗衰老的物质基础，可能对防治癌症能起一定的积极效果。

● 生发乌发

《本草纲目》记载，旱莲草"汁涂眉发，生速而繁""乌髭发""须发变黑""生长毛发"。旱莲草生发乌发的有效成分为蟛蜞菊内酯、去甲蟛蜞菊内酯。

● 补益肝肾

二至丸为旱莲草和女贞子同用，养肝补血，治头晕，既能升高白细胞，治疗白细胞减少症，又能保肝降低转氨酶，治疗慢性肝病。旱莲草药性平和，因其保肝、增强免疫、抗突变、抗衰老和乌发等的作用，可作为中老年人保健而长期服用。

【宜忌人群】

脾肾虚寒者忌服。

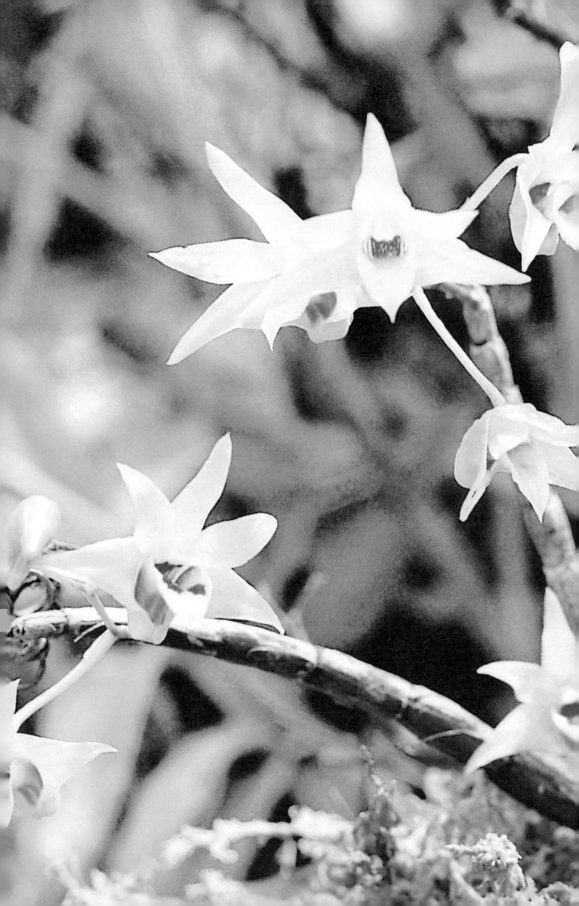

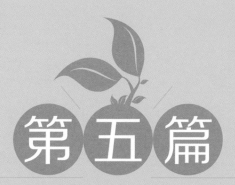

第五篇

理气药

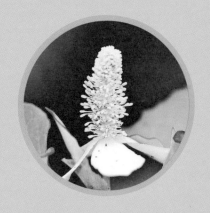

　　以疏理气机为主要作用、治疗气滞或气逆证的药物称为理气药，本书主要讲和胃理气药、疏肝理气药、破气药、芳香化湿理气药四类。

　　和胃理气药主要用于治疗脾胃气滞引起的症状，这类药大部分性温味辛，还有轻微的化湿作用。中医认为胃部胀痛、腹痛、嗳气、恶心呕吐、腹泻或便秘，均由脾胃气滞引起，需要理气。理气即松弛或兴奋胃肠道平滑肌，它是一种双向调节作用，促进消化液的分泌，帮助消化，解决胃胀，腹胀腹痛。这类药主要有白豆蔻、刀豆、枳椇子、陈皮、木香、砂仁、佛手等。现代中医临床多用于治疗胃炎、肠炎、消化性溃疡等。

　　中医讲的疏肝理气有三种含义。一种是针对肝、胆囊、胰腺疾病引起的腹胀、腹痛的治疗，中医认为是肝气不畅，比如胆囊平滑肌收缩痉挛后引起的胆绞痛，肝细胞发炎肿胀产生的肝区疼痛；二是对于情志抑郁的治疗，中医认为情绪不好也是因为肝气郁结，肝气不疏，治疗上也要疏泄肝气；三是治疗肝经走过的位置产生的疾病，比如妇女的乳房、子宫、卵巢问题，男子的小肠气等，这些属于肝脏经络循行部位的症状，也要用疏肝理气的方法治疗，可以调节功能。

　　破气药是治疗气滞、气机郁结的一类中药，比如胸闷，气喘，上面嗝打不出、下面气出不来，中医认为这种情况属于气结的表现，西医称为平滑肌收缩功能减退，这种情况就需要破气。腹部绞痛，疼痛难忍，西医打一针杜冷丁或者阿托品，中医就用破气药。破气药的行气效果比和胃理气和疏肝理气类药更强，若使用不当会造成明显的不适症状。

　　芳香化湿理气类药的共同特点是气味芳香，都含有挥发油，煎药的时间较短，见效快，能够开胃。特别是夏季，舌苔腻，口淡无味，中医认为是湿滞脾胃，就用芳香化湿一类的药，可以化舌苔，开胃口。很多小儿厌食症里也用这类药。可磨粉服用。

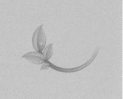

开胃增食白豆蔻

【别　名】

多骨、壳蔻、白蔻、圆豆蔻、扣米、豆蔻。

【外形特征】

为姜科植物白豆蔻的干燥成熟果实。其果仁名白蔻仁，又名蔻仁。其果壳名白蔻壳，又名蔻壳。

【药性说明】

性温，味辛。无毒。在常规剂量内水煎服没有不良反应，长期服用或正常人长期泡茶饮用也没有明显不良反应。

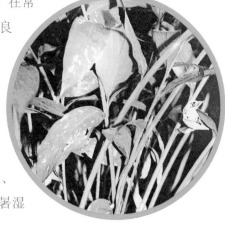

【主治功效】

理气宽中，和胃化湿。传统主治胸脘闷胀、食欲不香、恶心、夏季暑湿困倦、胸闷不舒等病症。

白豆蔻

【用药经验】

● **治疗胃不舒、厌食症**

白豆蔻气味芳香，含较多挥发油，有良好的通气功效，又能化湿，是急性慢性胃炎的常用药，尤其对胃不舒、嗳气、胀气、胃痛、闷胀、恶心、泛泛欲吐、不思进食的症状更为适宜。单味或复方都有效。如果病情较轻，可用单味白豆蔻3克开水冲泡，加杯盖闷一段时间后饮用，可以帮助嗳气，改善胃胀、恶心。

● **治疗恶心**

《本草纲目》记载："人忽恶心多嚼白豆蔻子最佳。"白豆蔻具有止呕作用。化疗后恶心欲吐，服用西药的同时可服用白豆蔻与陈皮、半夏、佛手等，有助于减轻化疗后恶心、胃部不适。

【宜忌人群】

阴虚血燥者慎用。

中医典故

《本草纲目》记载一方："小儿吐乳，白豆蔻为末，常掺入儿口中。"白豆蔻对婴儿吐乳、孕妇的孕吐、小儿厌食症、老人厌食症有较好的疗效。

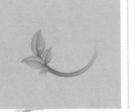

呃逆特效药刀豆

【别　　名】

挟剑豆、大刀豆。

【外形特征】

为豆科植物刀豆的种子。主产于江苏、安徽、湖北、四川等地。秋季种子成熟时采收荚果，剥取种子，晒干。生用。

【药性说明】

性温，味甘。无毒。在常规剂量内水煎服没有不良反应，长期服用或大剂量30克以下水煎服也没有明显不良反应。

【主治功效】

温中和胃，降气止呃。传统主治脾胃虚寒、肾虚腰痛、呕吐、呃逆等病症。

【用药经验】

刀豆对功能性、炎症性和肿瘤刺激引起的呃逆都有效果，入药以老刀豆为好。《本草纲目》记载，温中止呃优于柿蒂。笔者临床经验发现，刀豆效果确实比柿蒂好。曾有一个食管癌放疗后一个多月呃逆不止的患者，用解痉类西药无效，中药丁香柿蒂汤等也已连续服用了超过一周而未见效。后加入刀豆子30克，一剂即有改善，三剂后呃逆停止。晚期肿瘤患者呃逆频繁，表示胃气已绝，常是死亡的先兆，刀豆与针刺能有短暂的止呃逆效果。

【宜忌人群】

胃热盛者慎服。

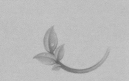

解酒第一药枳椇子

【别　　名】

拐枣、枳枣、转钮子。

【外形特征】

为鼠李科植物北枳椇、枳椇和毛枳椇的成熟种子，亦有用带花序轴的果实。十至十一月间果实成熟时采收。

【药性说明】

性平，味甘。无毒。

【主治功效】

解酒毒，止渴除烦，止呕，利大小便。主治醉酒、烦渴、呕吐、二便不利。

【用药经验】

枳椇子可以解酒，它的解酒效果比葛根还要大，是中药里醒酒最好的药。枳椇子与葛根同用，治疗饮酒后或酒醉后头晕头痛、恶心呕吐。也可将枳椇子研末与茶叶一起制成袋泡茶，酒醉后醒酒用。此外，枳椇子酿制的白酒性热，有活血、散瘀、祛湿、平喘等功效，特别对地下、井下、水下等潮湿环境下的劳动者，更具保健作用。

【宜忌人群】

无禁忌人群。

中医典故

《本草纲目》上记载了一个故事，四川有一户人家把枳椇子的木头做成家具，做成门窗，结果他家酿的酒始终没有味道，人家酿好的酒拿到他家也没有味道了，于是就发现了枳椇子解酒的作用。

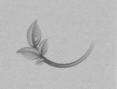

陈皮：可以做成蜜饯吃的中药

【别　名】

橘皮。

【外形特征】

为芸香科植物福橘、朱橘、温州蜜橘等多种柑橘的果皮。阴干或通风干燥而成，药材分为"陈皮"和"广陈皮"。

【药性说明】

性温，味辛、苦。无毒。

【主治功效】

理气健脾，燥湿化痰。主治胸脘胀满、食少吐泻、咳嗽痰多。

【用药经验】

陈皮对于胃胀胃痛有很好的效果。胃痛胃胀有时是由于胃的平滑肌张力太大或者平滑肌痉挛引起的，现代药理研究表明，陈皮既能够使紧张的胃平滑肌松弛，也可以使胃松弛的平滑肌加强收缩。对于经常胃胀腹胀者，可以多吃加工好的陈皮。陈皮在各类处方中用于保护胃气，尤其在使用甘寒和苦寒药时，必须加入陈皮等药以和胃、护胃，使患者能坚持长期服药。

【宜忌人群】

无禁忌人群。

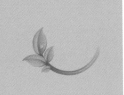

消化道的广效药木香

【别　名】

广木香、南木香。

【外形特征】

为菊科植物云木香、越西木香、川木香的根。产于印度、巴基斯坦、缅甸者称为广木香，现我国已栽培成功；产于云南、广西者称为云木香；产于四川、西藏等地者称为川木香。

【药性说明】

性温，味辛、苦。无毒。

【主治功效】

行气止痛，健脾消食。主治胸脘胀痛、泻痢后重、食积不消、不思饮食。煨木香实肠止泻。

【用药经验】

木香可以用于胃肠、肝胆疾病，主要是解除胃肠道平滑肌的痉挛，能够舒痉止痛。只要胃肠道不舒服都可以用，甚至吃了许多中草药后胃不舒服，也可以用木香。木香的效力比陈皮、佛手大，可作用于整个消化道。陈皮、佛手主要管胃，对肠道不管用。对于胆囊、肝脏、胰腺、食管引起的胀痛不舒、大便不调、便溏或者便秘，都可以用木香。木香对消化道有双向调节作用，应用比较广泛。木香的常用剂量是6克，一般不大剂量使用。

【宜忌人群】

阴虚津液不足者慎服。

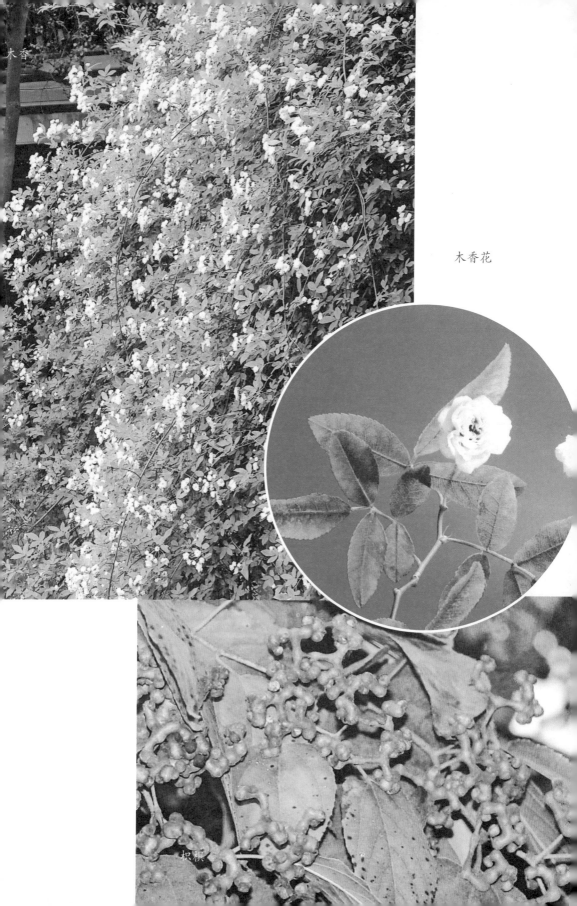

木香

木香花

枳椇

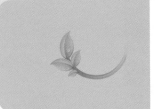

快煎砂仁出好药

【别　　名】

阳光砂、春砂仁、缩砂仁、西砂仁等。

【外形特征】

为姜科植物阳春砂或缩砂的成熟果实或种子。阳春砂主产于广东、广西、云南、福建等地。于夏秋两季果实成熟时采收，晒干或低温干燥。用时打碎生用。

【药性说明】

性温，味甘。无毒。

【主治功效】

化湿开胃，温脾止泻，理气安胎。主治湿浊中阻、脘痞不饥、脾胃虚寒、呕吐泄泻、妊娠恶阻、胎动不安。

【用药经验】

砂仁常与木香配伍使用，如古代名方香砂六君子丸、香砂枳术丸。砂仁比木香、陈皮、佛手干燥一些，服用后会出现口干。但砂仁的解痉作用比木香、佛手更强，主要用于胃肠道，一般不用于肝胆系统。因砂仁含有大量挥发油，所以煎煮时间要短，一般3～5分钟足够。砂仁还可以磨粉吞服，能迅速缓解某些胃痛。此外，砂仁经常用于膏方中，防止膏方中的滋补药妨碍胃肠功能。砂仁的一般剂量为3克。

【宜忌人群】

阴虚有热者忌服。

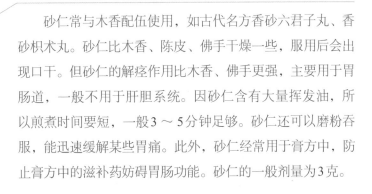

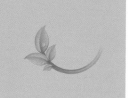

佛手：治疗十二指肠溃疡

【别　　名】

佛手柑、手柑、九爪木、无指橘。

【外形特征】

为芸香科植物佛手柑的果实。主产于广东、福建、云南、四川等地。秋季果实尚未变黄或刚变黄时采收，纵切成薄片，晒干或低温干燥。生用。

【药性说明】

性温，味辛、苦。无毒。

【主治功效】

疏肝理气，和胃止痛。主治肝胃气滞、胸胁胀痛、胃脘痞满、食少呕吐。

【用药经验】

佛手是治疗胃痛的常用药，对慢性胃炎和溃疡有解痉止痛的功效，尤其对十二指肠部位的炎症、溃疡引起的疼痛效果最好，对胆囊炎、胆管炎引起的疼痛也有解痉止痛的疗效。此外，佛手对于化疗后恶心、妊娠恶心也有效果。一般将佛手和陈皮同用，放在中药复方里保护胃，防止药味太多引起胃部不适。佛手常用量为6克。

【宜忌人群】

无禁忌人群。

治疗痛经的制香附

【别　　名】

香附子、莎草。

【外形特征】

为莎草科植物莎草的根茎。主产于广东、河南、四川、浙江、山东等地。秋季采挖，去除毛须，置沸水中略煮或蒸透晒干，或直接晒干。用时碾碎。

【药性说明】

性平，味辛、微苦、甘。无毒。在常规剂量内水煎服没有不良反应，长期服用也没有明显不良反应。

【主治功效】

疏肝理气，调经止痛。传统主治肝气郁滞、胸闷胁痛、胃痛、腹痛以及月经不调、痛经等病症。

【用药经验】

● 治疗痛经

香附传统主要用于痛经和调经安胎。香附、木香、枳壳、陈皮、砂仁等理气药都具有对抗乙酰胆碱、松弛平滑肌痉挛而有解痉止痛的作用。临床观察发现，木香、枳壳、陈皮、砂仁以松弛胃肠平滑肌为好，而香附以松弛子宫平滑肌为好。在传统方剂中，如四制香附丸、九制香附丸、妇科八珍片等都是治疗月经病的。香附的调经功效还与所含的挥发油香附烯、香附酮具有雌激素样作用有关。香附镇静镇痛，对妇女由于月经不调引起的烦躁可起到辅助治疗的效果，这也是香附疏肝功效的体现。香附传统以醋制为好，如醋附丸、四制香附丸。现经研究证实，醋制香附的有效成分比生香附的溶出率高20%。

● **治疗胃痛**

香附传统也用于治疗胃痛，如良附丸、越鞠丸等。但在方剂中都是配合主药而用的。虽然香附对胃肠平滑肌也有解痉止痛作用，但其药力较弱。

【宜忌人群】

凡气虚无滞、阴虚血热者忌服。

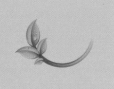

解痉镇痛话白芍

【别　　名】

芍药。

【外形特征】

为毛茛科植物芍药的干燥根。夏秋两季采挖，去净泥土和支根，去皮，沸水浸或略煮至受热均匀，晒干。一般生用或酒炒或清炒用。

【药性说明】

性微寒，味苦、酸。无毒。

【主治功效】

平肝止痛，养血调经，敛阴止汗。主治头痛眩晕、胁痛、腹痛、四肢挛痛、血虚萎黄、月经不调、自汗、盗汗。

【用药经验】

● 传统用药

白芍是临床治疗胃肠道疼、肝痛的主要用药。现代研究表明，白芍中含有的芍药苷既能解痉止痛，也有中枢镇痛作用。肝痛是神经疼，需要镇痛；胃肠道疼痛是平滑肌的痉挛，需要解痉止痛；芍药都能对症。古代名方芍药甘草汤就是由芍药、甘草两味药组成，既能解决肝痛，又能解决胆囊痛、胃肠痛。白芍的功效较多而不专一，与不同的中药配伍能治疗不同的病证。

● 笔者经验

白芍传统归类在养血药中。笔者认为，白芍养血和营，但没有补血作用。在许多传统的疏肝和解方剂中，如四逆散、逍遥散、柴胡疏肝散、大柴胡汤等，都是柴胡与白芍同用，白芍协助柴胡疏肝和解。因此，白芍更应该是一味疏肝药。白芍的常用剂量一般是12克，这是调理用的剂量。如要治病解痛，如腹痛、肝痛、关节痛，就要用大剂量20～30克，效果较快。

【宜忌人群】

虚寒腹痛、泄泻者慎服。

中医典故

《本草纲目》记载，白芍与白术同用可补脾，白芍与人参同用可补气，白芍与川芎同用可泻肝，白芍与当归同用可补血，白芍以酒炒可补阴，白芍与甘草同用可止腹痛，白芍与黄连同用可止泻痢，白芍与防风同用可发痘疹。

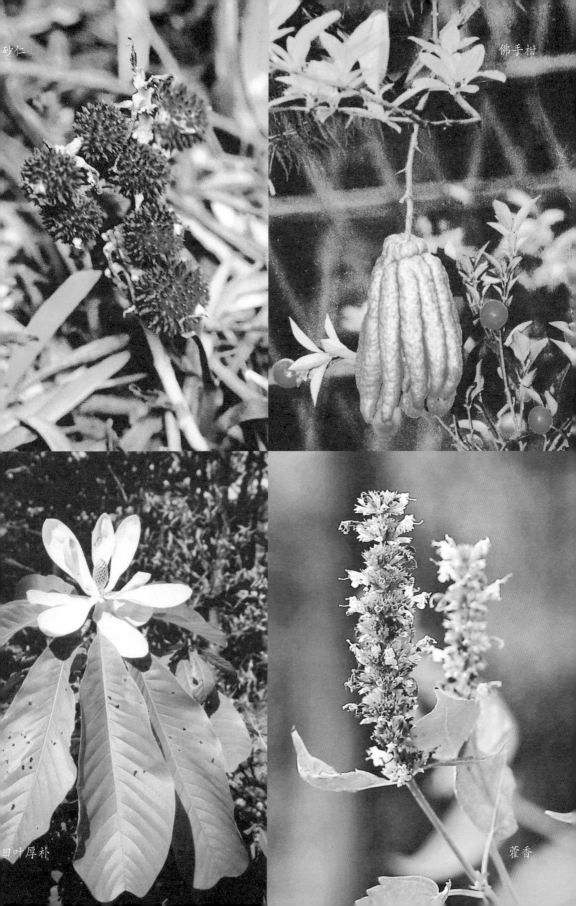

砂仁

佛手柑

凹叶厚朴

藿香

强力行气药厚朴

【别　　名】

川朴、紫油厚朴。

【外形特征】

为木兰科植物厚朴或凹叶厚朴的树皮或根皮。厚朴是中国特有的珍贵树种。

【药性说明】

性温，味辛、苦。无毒。

【主治功效】

燥湿消痰，下气除满。用于湿滞伤中、脘痞吐泻、食积气滞、腹胀便秘、痰饮喘咳。

【用药经验】

厚朴是理气药中行气效果最大的一味药，可以治疗因平滑肌松弛、运动减弱而导致的严重的胃脘闷、胸闷，效果较好，这种情况一般用3克，小剂量的厚朴可以加强平滑肌的运动。对于肠道痉挛的急性肠绞痛，可以用厚朴9克，服用半小时后可明显缓解肠绞痛，较大剂量的厚朴可以缓解平滑肌的痉挛。此外，厚朴大剂量使用可以抑制腺体的分泌，可以治疗夏天舌苔厚腻，口淡无味。但对于本来就阴虚舌红的人，用厚朴会加重口干。值得注意的是，一般的理气药如陈皮、佛手、枳壳等，药性比较平和，虚证实证都可使用，但

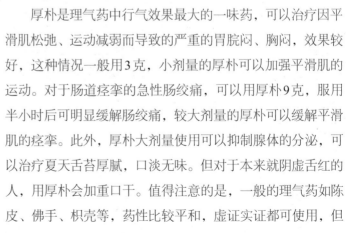

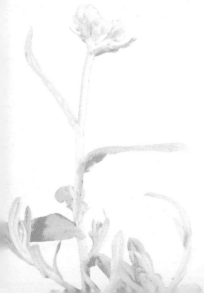

厚朴只适用于实证，不可用于虚证，用错了腹胀的症状反而会加重。对于虚证、实证的区分方法是，按压腹部疼痛加重的是实证，按压腹痛疼痛减轻的是虚证。

【宜忌人群】

孕妇、产妇慎用。

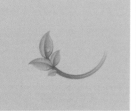

利尿通便的辅药大腹皮

【别　　名】

大腹毛、槟榔皮。

【外形特征】

为棕榈科植物槟榔的果皮。主产于海南、广西、云南等地。冬季至次年春季采收成熟的果实，煮后干燥，纵剖两瓣，剥取果皮。生用。

【药性说明】

性微温，味辛。无毒。

【主治功效】

下气宽中，行水消肿。主治湿阻气滞、脘腹胀闷、大便不爽、水肿胀满、脚气浮肿、小便不利。

【用药经验】

大多数的理气药含挥发油和生物碱，对肠管功能有双向调节的作用，既能兴奋肠管使之收缩，又能抑制肠管收缩，具有解痉作用。但大腹皮不含挥发油，只含生物碱，它只有收缩作用，没有解痉作用。脾虚慢性腹泻患者常有腹胀和大便不畅难下，这是由于肠管松弛，收缩功能减弱，大腹皮能够促进肠管收缩，以排气为主，并能协助排便，协助利水。

【宜忌人群】

气虚体弱者慎服。

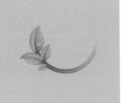

夏季感冒良药藿香

【别　　名】

土藿香、青茎薄荷、排香草、大叶薄荷、绿荷荷、川藿香、苏藿香。

【外形特征】

为唇形科植物藿香的地上部分。夏秋两季枝叶茂盛时采割。切段，生用。

【药性说明】

性微温，味辛。无毒。

【主治功效】

祛暑解表，化湿和胃。主治夏令感冒、寒热头痛、胸脘痞闷、呕吐泄泻、妊娠呕吐、鼻渊、手足癣。

【用药经验】

藿香多用于药味多的中药复方中，有时还和陈皮、佛手等和胃理气药同用以保护胃气，防止汤药中药味太多而产生胃部不适。正常人在夏季用藿香与佩兰、薄荷一起泡茶，每日饮用，可开胃增食、预防感冒、清化暑湿。藿香一般用9克，新鲜的藿香效果更好。

【宜忌人群】

阴虚火旺、胃热者慎用。

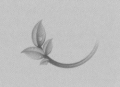

紫苏：鱼蟹毒的解药

【别　　名】

苏叶、苏梗。

【外形特征】

为唇形科植物皱紫苏、尖紫苏等植物的茎和叶。

【药性说明】

性温，味辛。无毒。

【主治功效】

散寒解表，理气宽中。主治风寒感冒、头痛、咳嗽、胸腹胀满、解鱼蟹毒。

【用药经验】

● **解螃蟹毒**

紫苏在我国的种植应用已经有两千年的历史，苏叶、苏

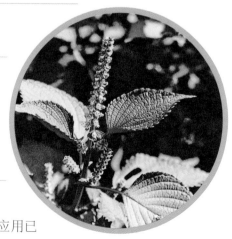

紫苏

梗及果实苏子均可入药。其中嫩叶又可生食做汤，茎叶可以腌渍。《金匮要略》记载，紫苏和紫苏子能治疗"吃螃蟹中毒"，螃蟹性寒，吃后容易发生消化不良和过敏，因此在进食螃蟹时，常在调料中加入生姜和紫苏汁，以驱散寒气，减轻消化道的反应。

● 治疗胃肠道症状

紫苏对于轻的胃肠道炎症，尤其是夏天多食生冷食品而引起的胃不舒，恶心，轻的腹痛、腹泻等都有作用，但其抗菌消炎作用不是很强，可在复方中使用。对于化疗患者出现恶心、想吐、吃不下饭的症状，可用紫苏、藿香、白豆蔻治疗。

● 治疗感冒

紫苏是治疗感冒的常用药，尤其对胃肠型感冒更为适宜，它的发汗效果比藿香强一点。冬春季与麻黄、黄芩等同用，夏季与薄荷、佩兰等同用。但紫苏的解表作用不是很强，对于发热患者的退热可做配伍药使用。紫苏的一般用量是 9 ～ 12 克，通常不会超过 30 克。

【宜忌人群】

阴虚火旺者、胃热者慎用。

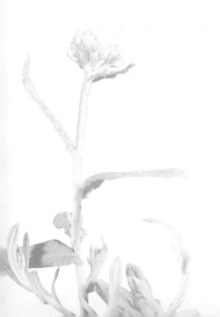

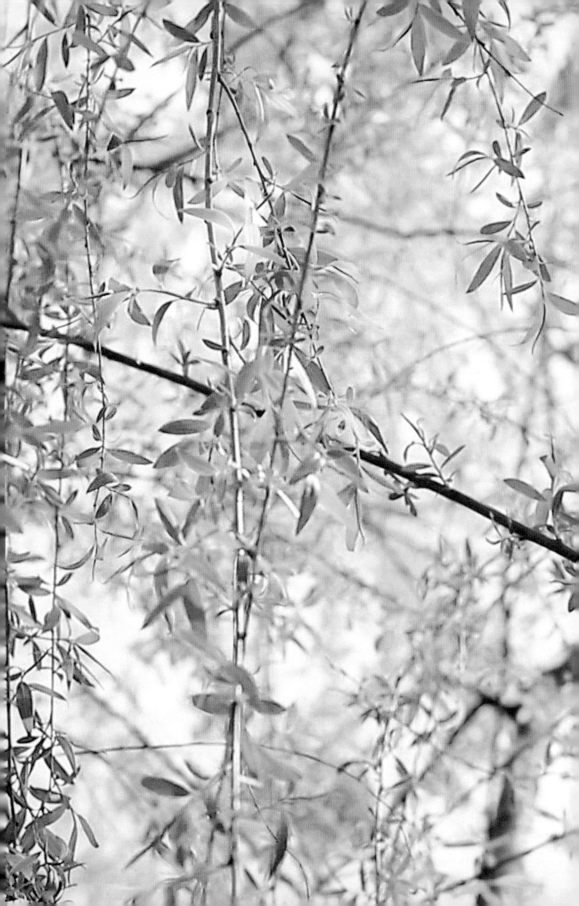

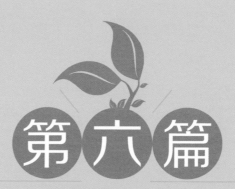

第六篇

祛湿利水药

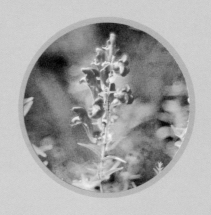

　　祛风湿药相当于西医的抗风湿作用的药。中医风湿病又叫痹症，风湿病的共同特点是关节、肌肉酸痛，这类疾病多发于老年人，但现在年轻人的发病率也在增加。祛风湿药可以分两大类，一类药性是温性的，温化风湿；一类药性是平性或是凉性的，清化风湿。

　　化湿利水药是一类祛除人体内水湿的中药。水液代谢的病理性产物在中医里叫水湿。水和湿也有不同的含义。水有水肿、水饮两个含义。水肿就是头面、四肢、躯干的浮肿，在肿胀部位按压会出现凹陷。水饮是指人体关节腔和体腔内的积液，比如胸腔积液、心包积液、膝关节腔积液、腹腔积液、盆腔积液等。湿是指体内水液代谢失调，水分多了，但还没有聚集起来形成水饮，主要表现为舌苔厚腻、浑身无力，但没有浮肿，大便有点稀薄，中医叫湿滞。

　　化湿利水药可分为三类，即利水药、蠲饮药和化湿药。利水药是通过增加小便，让人体多余的水分排出体外，主要有车前草、泽泻等；蠲饮药是指可以治疗人体关节腔和体腔内的积液的利水药，现代药理研究发现，蠲饮药的作用机理可能是改善血管通透性，促进体腔内积液的吸收，主要有葶苈子、白芥子、桂枝等；化湿药有芳香化湿、健脾化湿类药，主要是治疗胃肠道疾病的，其化湿的作用机理可能是抑制腺体分泌，如唾液腺、胃腺等，增加人体分泌液的重新吸收，譬如薏苡仁。

化湿止痛话羌活

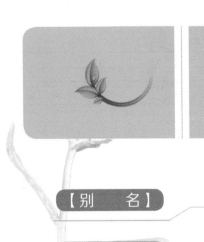

【别　　名】

蚕羌、竹节羌、大头羌、狗引子花、曲药。

【外形特征】

为伞形科植物羌活、川羌活的根和根茎。春秋两季采挖，除去须根及泥沙，晒干，切片，生用。

【药性说明】

性温，味辛、苦。无毒。在常规剂量内水煎服没有不良反应，长期服用或大剂量30克以下水煎服也没有明显不良反应。部分患者有上火和出汗反应。

羌活

【主治功效】

祛风解表，化湿止痛。传统主治感冒、发热、恶寒、头痛、风湿痹证、关节酸痛等病症。

【用药经验】

● 治疗全身关节痛

羌活是治疗关节肌肉酸痛的常用药，对多种关节炎都有效果。古人认为羌活香气浓烈，能走窜全身。清初的《医方集解》上记载有许多祛风湿的方剂，主药便是羌活，说明古人早已经认识到羌活是治疗风湿病的重要药物。羌活煎汤服用能全身出汗，即刻感到全身松快，疼痛缓解，其临床效果类似于消炎痛和阿司匹林。临床可用羌活治疗的关节病和风湿病有：① 急性慢性反应性关节炎：羌活与忍冬藤、生地等同用，能较快地控制和缓解病情，血沉等也能同时下降；② 风湿性多肌痛：羌活与姜黄、白附子等同用，能缓慢地缓解疼痛；③ 类风湿关节炎：羌活与具有免疫抑制作用的中药如金雀根、虎杖、制川乌等同用，其即刻效果可能不及西药快速，坚持一段时间后效果不比西药差，而且没有不良反应。剂量宜大一些，可以长期服用，直到完全缓解；④ 强直性脊柱炎：一般痛在下半身，也有全身疼痛的。中医习惯于用独活引经下行，羌活、独活可以同用；⑤ 骨关节炎：不论上肢下肢都能使用。羌活含大量挥发油，笔者曾提取其挥发油制成注射液，肌注和穴位注射治疗关节炎都有较好疗效，煎液口服也有疗效，说明煎液和挥发油对关节炎的治疗都有作用。

● 治疗头痛和感冒发热

羌活为辛温解表药，用以治疗风寒感冒，药理显示有退热作用。对于普通感冒和上呼吸道感染，并且有全身关节酸痛者，羌活是最适合的。

【宜忌人群】

血虚、痹痛者忌服。

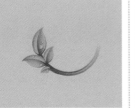

祛风除湿乌头汤

【别　　名】

川乌、草乌、乌喙。

【外形特征】

为毛茛科植物乌头的块根。全年均可采挖，除去细根，洗净，趁鲜切片，晒干。生用或麸炒用。

【药性说明】

性热，味辛、苦。大毒。生川乌、生草乌都含有很大的毒性，草乌比川乌的毒性更大，生乌头经炮制加工后的制乌头毒性大减。乌头的中毒症状有口舌、四肢或全身发麻、恶心、呕吐、呼吸急促、视力模糊、语言困难、头晕昏迷、心律不齐、心律减慢、血压下降、心肌炎、急性肾衰、休克，甚至死亡。

【主治功效】

祛风除湿，温经止痛。主治风寒湿痹、关节疼痛、心腹冷痛、寒疝作痛、麻醉止痛。

【用药经验】

由于生乌头有毒，所以临床一般用制乌头。制乌头一般用于治疗骨关节炎、类风湿关节炎等各种关节炎。药理研究表明，川乌、草乌还具有较好的抗炎作用、较强的镇痛和抗变态反应作用以及促肾上腺皮质样的作用。因此，制乌头对于肩周炎、膝骨关节炎、坐骨神经痛等痹痛都有疗效。制乌头的一般用量为9克，且要煎煮一小时以上比较安全。

【宜忌人群】

生品内服宜慎。

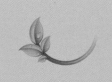

治风湿壮筋骨的五加皮

【别　名】

南五加皮、刺五加、刺五甲。

【外形特征】

为五加科植物五加、无梗五加、刺五加、轮伞五加等的根皮和根茎。习称"南五加皮"。主产于湖北、河南、安徽、四川等地的山坡上或丛林间。夏秋两季采挖，剥取根皮，晒干。切厚片，生用。

【药性说明】

性温，味辛。无毒。

【主治功效】

祛风湿，壮筋骨，活血去瘀。治风寒湿痹、筋骨挛急、腰痛、阳痿、脚弱、小儿行迟、水肿、脚气、疮疽肿毒、跌打损伤。

【用药经验】

五加皮祛风湿、治疗关节酸痛是传统的用法。古方是以浸酒和制丸药为主，现在也可以用水煎服。对于各种关节炎，如反应性关节炎、类风湿关节炎、狼疮性关节炎、骨关节炎、痛风性关节炎等都有效。对于肌肉酸痛症也有效果。现代研究表明，五加皮还具有抗肿瘤、抗疲劳、降低全血黏度、防止动脉粥样硬化形成等作用。

【宜忌人群】

阴虚火旺者慎服。

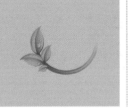

青风藤巧治关节炎

【别　名】

大风藤、吹风散、黑防己、排风藤、青防己。

【外形特征】

为防己科植物青藤、华防己或青风藤科植物青风藤的藤茎。秋末冬初时采割，晒干，切片，生用。

【药性说明】

性平，味辛、苦。无毒。在常规剂量内水煎服没有不适

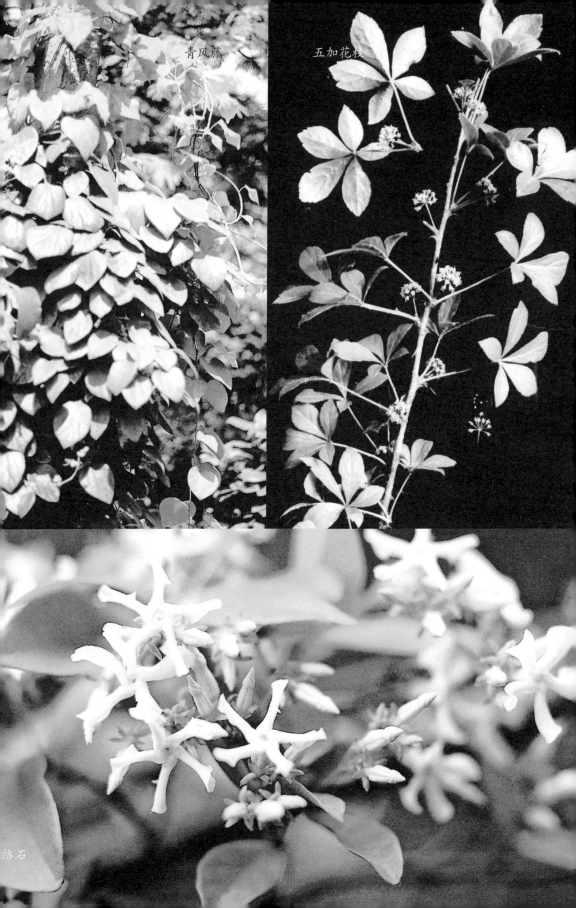

青风藤

五加花枝

络石

反应。剂量过大有恶心、泛酸、胃痛、皮疹等不良反应，可与和胃药、抗过敏药等同用以减少不良反应。具有一定肝毒性，大剂量长期服用可能会出现黄疸、转氨酶升高，少数人可出现白细胞下降。

【主治功效】

祛风湿，通经络，利小便。主治风湿痹痛、关节肿胀、麻痹瘙痒。

【用药经验】

青风藤是治疗关节炎的常用药，对反应性关节炎、类风湿关节炎、骨关节炎、坐骨神经痛、颈椎病酸痛均有一定的效果。一般在复方中使用较好，如与虎杖、丹皮、当归等同用可以增效，也可以减少不良反应。对痛风带来的疼痛，青风藤也有一定的止痛效果。常规剂量为12克，最多可以用到30克，但30克的剂量可能出现肝毒性或白细胞下降。

【宜忌人群】

无禁忌人群。

"鬼馒头" 络石藤

【别　名】

鬼馒头。

【外形特征】

为夹竹桃科植物络石的茎叶。主要分布于河南、山东、安徽、江苏、浙江、福建等地。冬季至次年春季采割，除去杂质，晒干，切段，生用。

【药性说明】

性寒，味苦。无毒。

【主治功效】

祛风通络，凉血消肿。主治风湿热痹、筋脉拘挛、腰膝酸痛、喉痹、痈肿、跌扑损伤。

【用药经验】

络石藤在临床上多用于治疗痛风。对于痛风见关节红肿热痛，用络石藤30～60克，可以迅速有效地缓解症状。通常将络石藤与地黄同用，配成复方。络石藤药性平和，在治疗四肢风湿痹痛、筋骨活动不利的方剂中，常作为引经药使用，并以浸酒服用为好。除食用外，脑卒中后遗症半侧肢体活动不利，用络石藤浸酒内服或外擦，可协助肢体康复。

【宜忌人群】

虚寒泄泻者慎服。

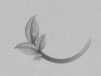

祛风利湿杨柳枝

【别　名】

杨柳条、柳条。

【外形特征】

为杨柳科植物垂柳的枝条。

【药性说明】

性寒，味苦。无毒。

【主治功效】

祛风利湿，消肿。主治风湿痛、风疹瘙痒等。

【用药经验】

临床上用于治疗关节炎，如反应性关节炎、类风湿关节炎、强直性关节炎、强直性脊柱炎、骨关节炎、坐骨神经痛，颈椎病酸痛。单方或复方均可用。煎汤内服或外用熏洗均可。

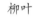

柳叶

【宜忌人群】

无禁忌人群。

松节：祛风湿良药

【别　　名】

黄松木节、油松节、松郎头。

【外形特征】

为松科植物马尾松、油松及其同属植物枝干的结节。

【药性说明】

性温，味苦。无毒。

【主治功效】

祛风燥湿。传统主治风湿痹痛、关节酸痛等病症。

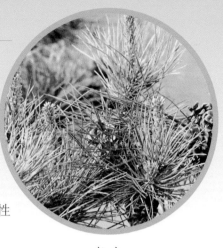

松叶

【用药经验】

● 治疗关节炎

用松节煎汤泡脚或熏洗会全身出汗，对于顽固性关节炎有较好的疗效。

● 扩张血管

用松节提取的松节油外用擦皮肤进行推拿，可以缓解腰酸背痛。松节油活血，可以扩张血管，具有镇痛作用。关节疼痛患者外用，有很好的止痛效果。

【宜忌人群】

无禁忌人群。

蠲饮化水白芥子

【别　　名】

辣菜子。

【外形特征】

为十字花科植物白芥的种子。夏末秋初果实成熟时割取全株，晒干后打下种子。生用或炒用。

【药性说明】

性温，味辛。无毒。在常规剂量内水煎服没有不良反应，长期水煎服也没有明显不良反应。

【主治功效】

蠲饮化水，祛痰消肿。传统主治寒痰白沫、痰饮壅积、胸满胁痛、咳嗽气逆、痰核流注、关节疼痛、鹤膝阴疽等病症。

【用药经验】

● **化痰**

白芥子能化去肺部的泡沫状痰，如慢支、肺气肿、肺水肿以及慢性肺间质炎的泡沫状痰。

● **化去积液**

胸腔积液、心包积液、腹腔积液、盆腔积液、关节腔积液等主要见于类风湿关节炎和膝部骨关节炎、红斑狼疮、结核性胸膜炎、恶性肿瘤。大量的积液通常用抽取来解决，中小量可以用白芥子来减少。古人观察到白芥子能蠲除化去饮邪，实际上这是重吸收，而不是通过利尿和抽取的方法。白芥子能抑制肺泡和细支气管的渗出，改善微循环，能明显减少肺水肿之泡沫痰。白芥子化痰饮常与葶苈子、桑白皮、桂枝等同用。

● **抑制甲状腺功能**

白芥子能抑制甲状腺功能，治疗免疫性甲状腺炎。免疫性甲状腺炎有多发性甲状腺结节、甲状腺功能紊乱、先甲亢后甲减、甲状腺抗体亢进。实验研究发现，白芥子和莱菔子能够抑制甲状腺亢进。临床用白芥子12克、莱菔子30克，能降FT3、FT4、TSH，还可以使肿大的甲状腺缩小，甲状腺结节减少。

【宜忌人群】

肺虚咳嗽、阴虚火旺者忌服。白芥子性味辛温，只宜用于寒证，阴虚内热者服之会不舒服。超过15克会有胃不适、恶心，甚至呕吐等刺激反应。外敷局部有刺激性，时间过长

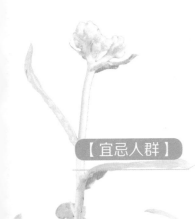

会引起红肿水疱，而且恢复很慢。芥子末误入眼睛，会引起结膜水肿。

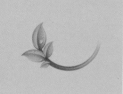

茵陈：退黄利湿要药

【别　　名】

绵茵陈、茵陈蒿、白蒿、绒蒿、猴子毛。

【外形特征】

为菊科植物茵陈蒿的幼嫩茎叶。春季幼苗高6～10厘米时采收或秋季花蕾长成时采割。春季采收的习称"绵茵陈"，秋季采割的习称"茵陈蒿"。除去杂质及老茎，晒干。生用。

【药性说明】

性微寒，味辛、苦。无毒。

【主治功效】

清湿热，退黄疸。主治黄疸尿少、湿疮瘙痒；传染性黄疸型肝炎。

【用药经验】

　　茵陈对各种疾病引起的黄疸都有较好的疗效。尤其对肝炎黄疸和新生儿黄疸的效果最好。1998年上海甲肝大爆发时，中医就是用茵栀黄注射液治疗黄疸，效果非常好。药理研究表明，茵陈有显著的降低血清胆红素和转氨酶的作用，还可以加强胆囊的收缩和胆管的舒张，治疗胆囊炎和胆结石，通常与金钱草、柴胡、郁金同用。此外，茵陈还有较弱

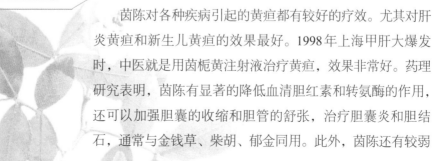

的利尿作用，也可用于肾结石和输尿管结石。茵陈的一般剂量为12克，治疗黄疸和结石症时可以用到30克。茵栀黄注射液现已禁用。

【宜忌人群】

无禁忌人群。

利尿良药车前草

【别　　名】

观音草、车前、当道、虾蟆衣、猪耳草。

【外形特征】

为车前科植物车前、大车前及平车前的全草。

【药性说明】

性寒，味甘。无毒。

【主治功效】

清热利尿，祛痰，凉血解毒。主治水肿尿少、热淋涩痛、暑湿泻痢、痰热咳嗽、吐血衄血、痈肿疮毒。

【用药经验】

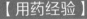

车前草主要用来利尿，且效果比泽泻强。治疗尿路感染或膀胱炎可以用新鲜车前草30克煎汤服用，有良好的效果。现代药理研究表明，车前草既有杀菌作用又有抑菌作用。此外，车前草还能使输尿管收缩向下挤压，从而使小的输尿管结石通过中药利尿而向下逐渐移动排出。

【宜忌人群】

肾虚、遗精、早泄者慎用。

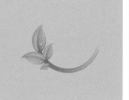

葶苈子：治疗积液的常规药

【别　名】

大适、大室。

【外形特征】

为十字花科植物独行菜、北美独行菜和播娘蒿的种子。上海地区用的葶苈子是播娘蒿的种子，称南葶苈子，也叫甜葶苈子。北方地区用的葶苈子是独行菜。北美独行菜的种子称北葶苈子，又名苦葶苈子。

【药性说明】

性寒，味辛、苦。无毒。

【主治功效】

下气行水。主治肺壅喘急、痰多咳嗽、水肿胀满。

【用药经验】

葶苈子是治疗积液的常用药，胸腔积液、心包积液、腹腔积液、滑囊积液、眼底积液、内耳积液等都能使用，它能够抑制积液的渗出，并使积液重新吸收，常和白芥子一起使用。此外，葶苈子还含有少量的葶苈强心苷，长期服用能缓慢地强心，协助纠正心衰。疗效较慢，但不会引起蓄积中毒，是比较安全的强心药。对于冠心病、风心病等慢性左心

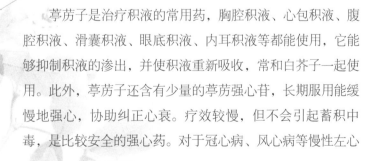

衰和全心衰，葶苈子也能起强心作用。因药力较弱，需与其他的强心药同用。

【宜忌人群】

肺虚喘咳、脾虚肿满者忌服。

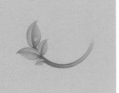

排泄结石金钱草

【别　名】

连钱草、遍地香、活血丹。上海的金钱草叫连钱草，四川的叫过路黄。

【外形特征】

为唇形科植物活血丹、报春花科植物过路黄、豆科植物广金钱草、伞形科植物白毛天胡荽的全草。夏秋两季采收。除去杂质，晒干，切段，生用。

【药性说明】

性微寒，味微甘、微苦。无毒。15克以下水煎服没有明显不良反应，30克水煎服有少数患者有头晕恶心反应。

【主治功效】

利水通淋，清化湿热，解毒消肿。传统主治热淋石淋、小便涩痛、湿热黄疸等病症。

【用药经验】

● **治疗肝胆结石**

金钱草排肝胆结石的机制，其一是利胆，使奥迪括约肌

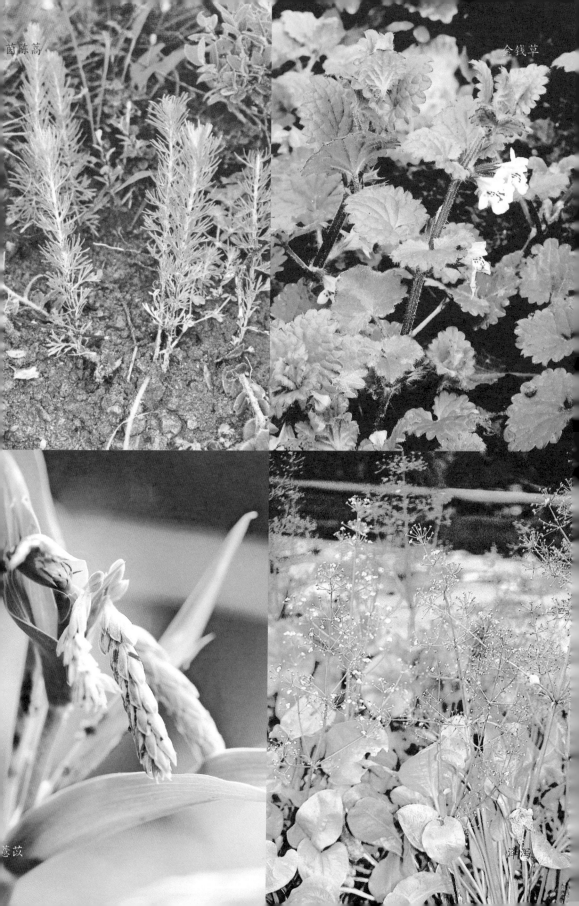

茵陈蒿

金钱草

葱苡

泽泻

放松，在加强排出胆汁的同时将结石带出；其二是抑制结石形成，金钱草对胆色素结石和胆固醇结石的形成过程均有抑制作用，因此长期服用可以减少结石的形成。通常是复方治疗，目的是消除慢性炎症，使胆汁由稠变稀，增加胆囊收缩功能，舒张胆管和奥迪括约肌，减轻肠道压力，即减轻胆管的下压。治疗肝胆结石时，金钱草一般与柴胡、郁金、白芍、丹皮、黄芩、黄连、茵陈、木香、枳壳、砂仁、佛手、大腹皮、虎杖、大黄等同用。

● 治疗尿路结石

金钱草排尿路结石的机制，其一是利尿，在利尿的同时，将结石带下；其二是增强输尿管运动和内压；其三是抑制结石的形成。也是复方治疗，其目的一是加强利尿作用；二是松弛和调节输尿管平滑肌功能，增强输尿管内压，使结石有利于向下移动；三是抑制新的结石形成和增大。治疗尿路结石时，金钱草通常与海金砂、瞿麦、萹蓄、虎杖、乌药、木香、枳壳等同用。排石与通便关系不大。

【宜忌人群】

对原有体弱头晕的患者，金钱草不宜大剂量使用。

抗癌化湿薏苡仁

【别　名】

薏米仁、回回米。

【外形特征】

为禾本科植物薏苡的种仁。秋季果实成熟时采割植株，晒干，打下果实，再晒干，除去外壳、黄褐色种皮及杂质，收集种仁。生用或炒用。

【药性说明】

性凉，味甘、淡。无毒。

【主治功效】

健脾渗湿，除痹止泻，清热排脓。主治水肿、脚气、小便不利、湿痹拘挛、脾虚泄泻、肺痈、肠痈、扁平疣。

【用药经验】

● **化湿**

薏苡仁没有利小便的作用，通常用作健脾化湿，比如慢性腹泻、皮肤湿疹等内湿引起的疾病。轻度水肿可以服用薏苡仁消肿，但比较重的肢体水肿薏苡仁不能解决。

● **治疗粉刺**

对于青春痘、粉刺，可以每天服一碗薏苡仁粥，坚持服用一段时间后面部的青春痘可慢慢减少。放在中药方剂里通常用30克。

● **增强免疫力**

薏苡仁还可用于癌症术后的调养，增强免疫力，减少感冒，防止癌症复发。

【宜忌人群】

脾约便难及孕妇慎服。

中医典故

东汉初年，伏波将军马援南征交趾，路途遥远，粮草常不能及时运到，当地又贫苦。经南人指点，马援就以当地野生的薏苡仁入粮充饥。军士常食之，健壮身轻，并能除瘴疠之气而防治瘟疫。马援军队班师回朝时，带回了数车薏苡仁，又白又大如珍珠之状。路过广西时，地方官员以为马援掳掠来的珍珠，飞马上奏朝廷。马援闻讯，命将薏苡仁全部倾倒于漓江两岸。次年广西大旱，稻谷歉收，而耐寒的薏苡仁长了起来，救了灾荒。当地百姓为感激伏波将军，将薏苡仁改名伏波珠，又名薏珠子。

　　民间习俗，秋天采摘，挑选大而形美者，用丝线穿连，似珍珠项链，或如佛家念珠，佩于小儿胸前，以为吉祥之物。

重要的利水药泽泻

【别　名】

水泻、芒芋、鹄泻、泽芝、及泻、天鹅蛋、天秃、禹孙。

【外形特征】

为泽泻科植物泽泻块茎。冬季茎叶开始枯萎时采挖，洗净，干燥，除去须根及粗皮，以水润透切片，晒干。麸炒或盐水炒用。

【药性说明】

性寒，味甘淡。有毒。

【主治功效】

利水渗湿，泄热通淋。主治小便不利、热淋涩痛、水肿胀满、泄泻、痰饮眩晕、遗精。

【用药经验】

　　泽泻是中医的重要利水药，利水作用强于猪苓，以治疗各种疾病引起的水肿、腹水、积液。泽泻还具有较好的降低血脂作用，对胆固醇、甘油三酯和低密度脂蛋白均有降低作用，能抑制动脉粥样硬化，减轻肝内脂肪的积聚，减轻肥胖者的体重。此外，泽泻还能抗血小板聚集，抗凝血，抗血栓形成。对于中老年人患有肥胖、水肿、高脂血症、动脉粥样硬化、冠心病、脂肪肝的患者，长期服用泽泻是非常有利的。

【宜忌人群】

　　肾虚、精滑、无湿热者禁服。

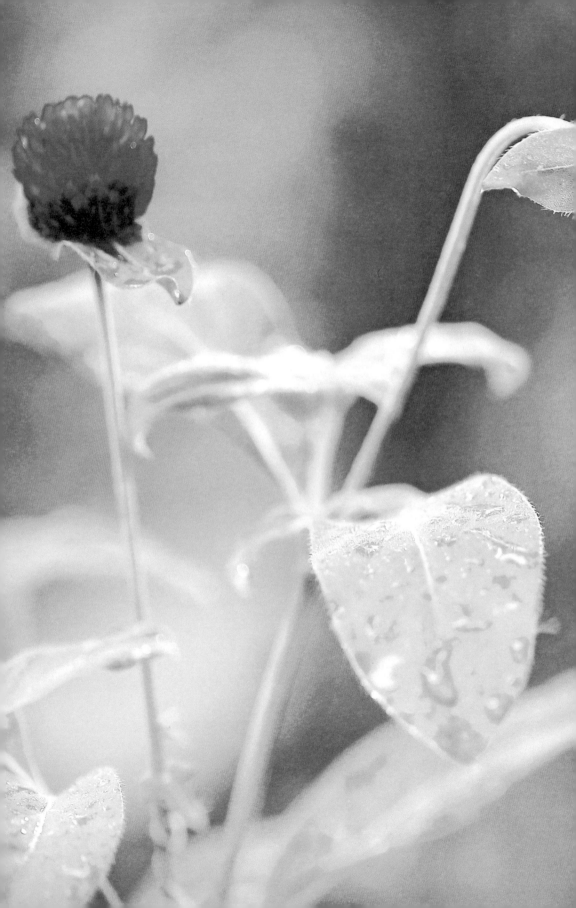

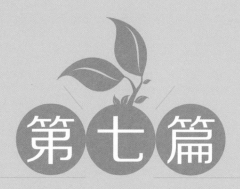

第七篇

止咳化痰平喘药

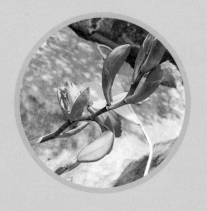

　　止咳化痰平喘药分为止咳药、平喘药、化痰药三种。有些人以咳嗽为主，就用止咳药；有些人以痰多为主，咳嗽不明显，就用化痰药；有些人以气喘为主，就用平喘药；也有一些人咳嗽、气喘并且痰多，就三类药综合使用。

　　止咳药又可分为宣肺止咳、清肺止咳、疏肺止咳。宣肺止咳是指咳嗽的部位比较高，在咽喉部的上呼吸道，中医叫宣肺止咳，这类药主要有麻黄、杏仁、象贝、浙贝等；第二种是清肺止咳，是指出现发热或者黄痰、稠痰、喉咙痛等肺热表现的疾病，就需要清肺止咳。清肺是指清除肺热、消炎，主要用黄芩、石膏等专门的清热药，而肺热咳嗽的止咳药主要是浙贝母；第三种是润肺止咳，这一大类的药主要为川贝母、浙紫菀。

止咳降气枇杷叶

【别　　名】

卢橘。

【外形特征】

为蔷薇科植物枇杷的叶。全年均可采收，晒干，刷去毛，切丝生用或蜜炙用。

【药性说明】

性微寒，味苦。无毒。

【主治功效】

清肺止咳，降逆止呕。主治肺热咳嗽、气逆喘急、胃热呕逆、烦热口渴。

【用药经验】

枇杷叶是治疗受凉感冒后咳嗽的主要药物，也是咽痒痰少或无痰咳嗽的常用药，为慢性咳嗽的常用药，有痰或无痰均可使用。枇杷叶有类似于杏仁的效果，且较杏仁平和，不含脂肪油，不会引起滑肠。民间治疗咳嗽常采摘新鲜枇杷叶一把（30～90克），去毛，包煎，治疗感冒后咳嗽和慢性咳嗽有较好的效果。在中药汤剂中，枇杷叶常用量为12克。

【宜忌人群】

胃寒、呕吐及风寒咳嗽者慎用。

止咳降压鼠曲草

【别　　名】

佛耳草。

【外形特征】

为菊科植物鼠曲草的全草。

【药性说明】

性平，味甘。无毒。

【主治功效】

化痰止咳，祛风寒。主治咳嗽痰多、气喘、感冒风寒、蚕豆病、筋骨疼痛、白带、痈疡。

【用药经验】

● 治疗咳嗽

鼠曲草可以治疗急性和慢性咳嗽，尤其是一些顽固性咳嗽，为慢性支气管炎、支气管扩张、肺气肿、肺间质炎等咳嗽、气喘、痰多的常用药。鼠曲草具有舒张支气管平滑肌的作用，从而止咳平喘。通常用量是30克。

● 治疗高血压

鼠曲草有扩张血管、降低血压的作用，临床可用于轻症高血压病，尤其是对于患有肺心病、高血压性心脏病和冠心病的三心患者有较好的疗效。在复方中，加入鼠曲草30克，有利于病情的好转。

【宜忌人群】

无禁忌人群。

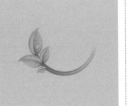

紫菀：止咳化痰的良药

【别　　名】

紫菀、小辫儿、夹板菜、驴耳朵菜、软紫菀。

【外形特征】

为菊科植物紫菀的干燥根及根茎。春秋两季采挖，除去有节的根茎，切厚片，生用或蜜炙用。

【药性说明】

性温，味辛、苦。无毒。

【主治功效】

润肺止咳化痰。主治咳嗽有痰、肺痈、胸痹及小便不通等。

【用药经验】

紫菀是最常用的止咳药，对于急性、慢性、上呼吸道和下呼吸道咳嗽都可以用。不仅可以止咳，还可以祛痰。紫菀药性温和，一般常用剂量为10克左右，这只能用于感冒咳嗽的轻症，对许多肺支气管慢性疾病，在复方中可以用至15～30克，甚至更大，水煎服，才能见效。

【宜忌人群】

无禁忌人群。

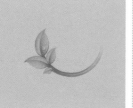

化痰除胀莱菔子

【别　　名】

萝卜子。

【外形特征】

为十字花科植物莱菔的成熟种子。夏季果实成熟时采割植株，晒干，搓出种子，再晒干。生用或炒用，用时捣碎。

【药性说明】

性平，味辛、甘。无毒。

【主治功效】

消食除胀，降气化痰。主治痰饮、腹胀、食积等病症。

【用药经验】

● **治疗痰多、痰饮病**

治疗咳嗽痰多、痰饮病效果最好的是三子养亲汤，由莱菔子、苏子、白芥子组成，其中莱菔子和白芥子起到化痰的作用，苏子降气。临床上莱菔子为肺支气管炎症而痰多咳

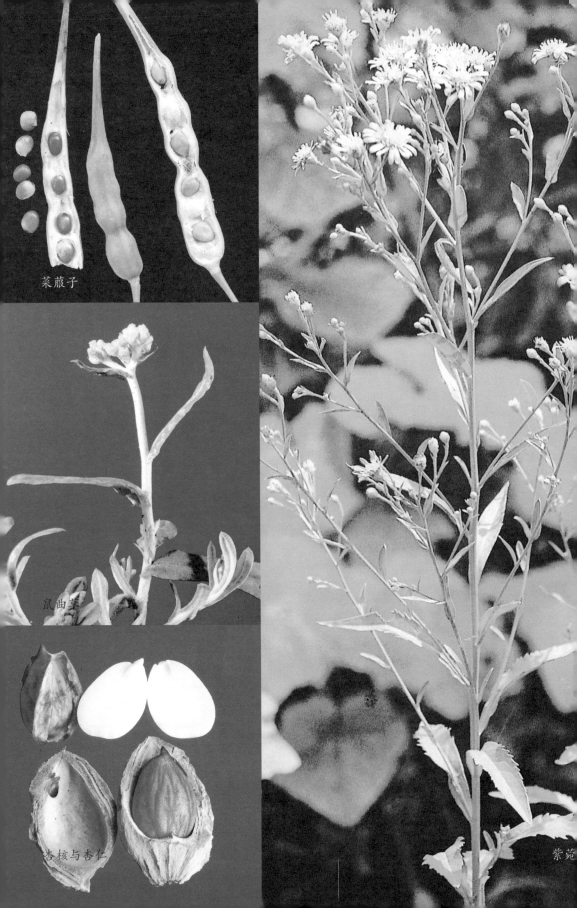

莱菔子

鼠曲草

杏核与杏仁

紫苑

嗽的常用药，各种肺支气管炎症痰多，不论外感、内伤，莱菔子都可以使用。有一种说法认为莱菔子是解药，因而不宜与人参同用。笔者认为，古代本草书上只记载了莱菔子与地黄、何首乌同用能使人头发变白，并没有记载莱菔子与人参同用会产生不良反应，反而有本草书记载了莱菔子和人参同用的例子。

● **治疗腹胀、食积**

莱菔子消食除胀的功效显著，有"冲墙倒壁"之称。可以用于治疗饮食过量、胃饱胀、排空减慢、缺乏饥饿感、消化不良等。莱菔子含大量脂肪油，能滑肠通便。

【宜忌人群】

无禁忌人群。

中医典故

清朝后期有一位苏州名医被请到皇宫给太后看病。太后生的是痰饮病，痰多咳嗽，老慢支。老慢支要化痰，可是皇宫太医给她吃的药都是人参，不用野山参方子通不过的，野山参一吃以后痰就吐不出来了，就请了江南名医去会诊。苏州名医不能得罪宫中太医，用的第一味药也是野山参，但他另外加了一包自己带的药，对外称为祖传秘方。因为古代中医有个行规，祖传秘方不外传，所以宫中太医就不再打听这个秘方的成分。他自己先服一半，证明没毒，就拌在方子中，太后吃了一剂，痰就松了，三剂痰都化掉了。后来这位名医去世前将这个"祖传秘方"告诉了儿子，里面的药就是莱菔子，可化痰消食。

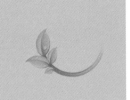

不能生服的杏仁

【别　名】

苦杏仁。

【外形特征】

为蔷薇科植物杏、山杏等的干燥种子。夏季采收成熟果实，除去果肉及核壳，晾干，生用。

【药性说明】

性微温，味苦。生用有毒。中毒症状：一般不发热，或见体温不足，均有昏迷、惊厥、呕吐、呼吸障碍、瞳孔散大、对光反应消失等严重症状。解救方法：早期可洗胃（高锰酸钾或过氧化氢或10％硫代硫酸钠），然后大量饮糖水或静脉注射葡萄糖液。严重者立即给氧，静脉注射3％亚硝酸钠溶液10毫升，25％硫代硫酸钠溶液50毫升。如病情危急，吸入亚硝酸异戊酯，每隔2分钟吸入30秒。民间解毒方法：轻者可用杏树皮（去粗皮）2两，加水500毫升，煮沸20分钟，取汁温服。

【主治功效】

降气，止咳，平喘，润肠，通便。主治咳嗽气喘、胸满痰多、血虚津枯、肠燥便秘。

【用药经验】

杏仁主要用于治疗感冒后咳嗽，通常和麻黄同用。杏仁、麻黄、甘草组成古代名方三拗汤，可以治疗各种咳嗽，尤其适用于上呼吸道感染发热退后仍有咳嗽者。笔者常用麻黄9克、杏仁12克、甘草3克、黄芩30克、浙贝12克作为治疗外感咳嗽的基本方。杏仁也能治疗内伤咳嗽，为慢性支气管炎、支气管扩张、肺结核、肺气肿、肺癌、肺间质炎等疾病的常用药，具有镇咳平喘作用。杏仁止咳的有效成分是氰苷。氰苷能抑制呼吸中枢，有少量的镇咳作用，和麻黄同用能增效。苦杏仁不能磨粉生用，必须煎煮，经过煎煮后毒性会大大降低。还有一种杏仁名为巴丹杏仁，俗称甜杏仁，临床上甜杏仁只用于内伤咳嗽以润肺，而不用于外感咳嗽。苦杏仁和甜杏仁均有润肠通便之功效，但效果很弱。

【宜忌人群】

无禁忌人群。

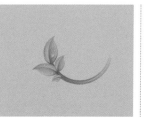

"白头翁"白毛夏枯草

【别　　名】

筋骨草、雪里青。

【外形特征】

为唇形科植物筋骨草的全草。

【药性说明】

性寒，味苦。无毒。

【主治功效】

清热解毒，凉血平肝。用于上呼吸道感染、扁桃体炎、咽炎、支气管炎、肺炎、肺脓肿、胃肠炎、肝炎、阑尾炎、乳腺炎、急性结膜炎、高血压；外用治跌打损伤、外伤出血、痈疖疮疡、烧烫伤、毒蛇咬伤。

【用药经验】

　　白毛夏枯草和夏枯草是两个不同的中药，现临床上为避免混淆，用筋骨草来代替其本来的学名。白毛夏枯草有两个作用，一是治疗咳嗽，现代药理研究表明，白毛夏枯草止咳的成分是黄酮，对于咳嗽、气喘、痰多、炎症都有作用。还有一个作用是强壮筋骨，起强壮作用的成分是一种植物激素，在民间常作为强壮筋骨的补药服用。老年人体质下降、腰膝酸软者可以长期服用白毛夏枯草，能提高体质。老年人如果有慢性支气管炎、哮喘，可以长期服用，强壮筋骨。白毛夏枯草的一般剂量可用到30克。

【宜忌人群】

　　无禁忌人群。

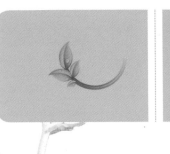

降气佳品紫苏子

【别　　名】

　　苏子、黑苏子。

【外形特征】

　　为唇形科植物紫苏的干燥成熟果实。秋季果实成熟时采收，晒干。生用或微炒，用时捣碎。

【药性说明】

性温，味辛。无毒。

【主治功效】

降气消痰，平喘，润肠。主治痰壅气逆、咳嗽气喘、肠燥便秘。

【用药经验】

● **药用**

苏子主要用于降气。苏子可以治疗气道、食道、胃里的气逆症，如气喘、嗳气、胃胀等症状。临床上可用于治疗早期食道癌吞咽困难，缓解食道、胃的痉挛。通常用30克效果较好。

● **其他用途**

苏子用途很广，除了药用外，幼苗和嫩叶可以食用，子、实可以作为芝麻的代用品。苏子油是一种重要的工业原料，可用来制作雨伞、雨衣、油漆、油墨等。苏子饼渣是家畜的好饲料，也是很好的有机肥料。

【宜忌人群】

气虚久嗽、阴虚喘逆、脾虚便滑者慎用。

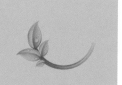

化痰止恶话半夏

【别　名】

三叶半夏、三叶老、三步跳。

【外形特征】

为天南星科植物半夏的块茎。夏秋两季茎叶茂盛时采挖，除去外皮及须根。晒干，为生半夏。一般用姜汁、明矾制过入煎剂。

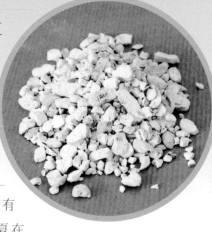

制半夏

【药性说明】

性温，味辛。生半夏有毒，制半夏无毒。制半夏在常规剂量内水煎服没有不良反应，长期水煎服或大剂量水煎服一般情况下也没有明显不良反应。生半夏汤剂的毒性很小，但生半夏药渣有毒。

【主治功效】

和胃止呕，燥湿化痰，消痞散结。传统主治恶心呕吐、咳嗽痰滞、胸脘痞闷等病症。

【用药经验】

● 化痰

中医化痰主要有三个含义，一是把痰咳出，中医叫宣肺；二是让它重新吸收，叫蠲饮化饮；三是抑制痰液分泌，叫化痰。半夏能够抑制腺体的分泌。制半夏是感冒、感染后咳嗽痰多以及慢性肺支气管炎症性疾病所致的痰多、咳嗽的常用药，具有祛痰镇咳作用，不论外感、内伤之咳嗽都可使用，药性比较平和。

● 治疗恶心

半夏可以很好地改善恶心症状，临床上有些治病的中药方剂吃了胃会不舒服，妨碍药物的吸收，可以加入半夏、陈皮，降低药对胃的刺激。对于慢性胃炎、慢性肝病、慢性胰腺炎、慢性胆囊炎、反复的化疗、眩晕呕吐、妊娠反应等，可以中西药同用，并渐以中药为主，其效果比单用西药为好。

【宜忌人群】

一切血证及阴虚燥咳、眼干口干者不宜使用。

止咳良药贝母

【别　名】

常用的中药贝母有浙贝母和川贝母两种。浙贝母又名象贝母，川贝母又名贝母、川贝。

【外形特征】

浙贝母为百合科植物浙贝母的鳞茎，川贝母为百合科植物卷叶贝母、乌花贝母、棱砂贝母的鳞茎。

【药性说明】

浙贝母性寒，味苦。川贝母性微寒，味甘、苦。无毒。在常规剂量内水煎服没有不良反应，长期服用也没有明显不良反应。

【主治功效】

浙贝母清热散结，化痰止咳。主治风热犯肺、痰火咳嗽、肺痈、乳痈、瘰疬、疮毒；川贝母清热润肺，化痰止咳，散结消肿。主治久咳、虚劳咳嗽、燥热咳嗽、肺痈、瘰疬、痈肿、乳痈。

【用药经验】

● 浙贝、川贝治疗咳嗽

中医的咳嗽分内伤咳嗽和外感咳嗽。外感咳嗽主要指新发咳嗽，比如感冒、早期肺部感染等导致的咳嗽；内伤咳嗽主要指慢性咳嗽，比如肺结核、支气管扩张、肺癌等导致的咳嗽。川贝治疗内伤咳嗽为主，浙贝治疗外感咳嗽为主。如果外感咳嗽过早用了川贝，反而咳痰咳不出来，会加重咳嗽。但是临床上很多时候外感、内伤很难区分，比如慢性支气管炎急性感染，所以经常浙贝和川贝一起用。现代药理研究发现，浙贝可以扩张支气管平滑肌，使痰容易咳出来，中医叫宣肺。上海市中医医院的自制制剂新咳灵合剂，方中有麻黄、杏仁、黄芩、象贝等药，为笔者于20世纪80年代初期当内科主任时的经验方，已使用30多年，对于感冒后之咽痒、咳嗽、无痰或痰少，有较好的疗效。

● 川贝治疗胃痛

川贝母治疗胃痛有较好的效果，常与乌贼骨同用，有一验方名乌贝散，研末吞服，治疗胃酸增多引起的胃痛、泛酸、烧心。现代药理研究发现，川贝有缓解胃痉挛的作用，一般不用浙贝。

【宜忌人群】

寒痰、湿痰及脾胃虚寒者慎服。

中医典故

贝母作为中药最先记载于《神农本草经》中。在《本草纲目》及其以前的历代著作中只有贝母，而不分浙贝和川贝。最早将川贝和浙贝作为两味药分别使用的医家是清朝康熙年间的叶天士。

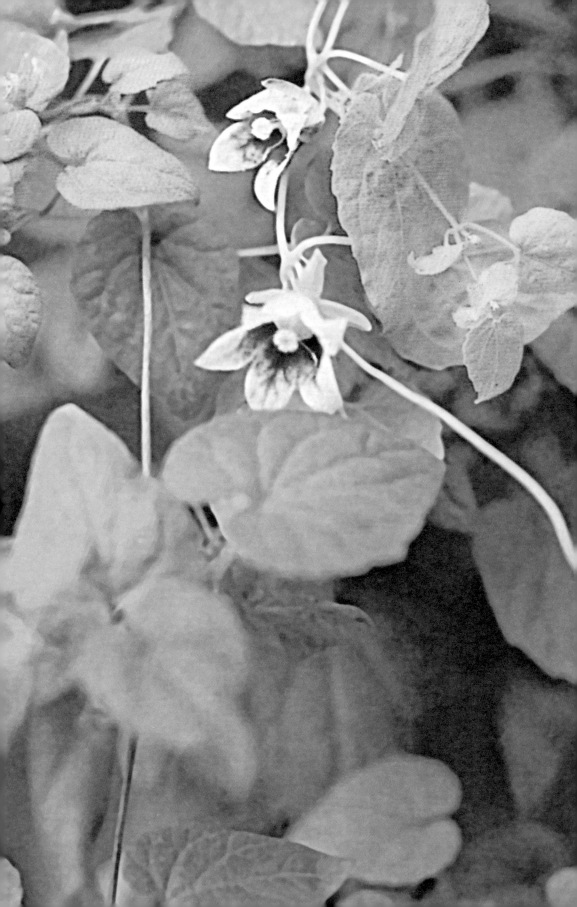

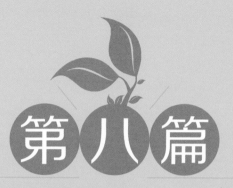

第八篇

平肝息风药

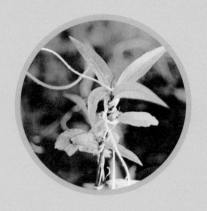

　　平肝息风药主要为平肝药和息风药。平肝药是治疗肝阳上亢的专用药。中医认为肝是体阴用阳的，肝火旺的人容易肝阳上亢，主要表现为头晕头痛，面色潮红，这种情况就要清肝火、平肝阳。息风药是治疗肝风内动类疾病的药物。中医讲肝主风，内风证属于肝，如抽搐、惊厥、偏瘫都属于肝风内动的表现，临床见于高血压、脑卒中、癫痫等脑血管和中枢性疾病。

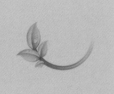

通络止痛用天麻

【别　　名】

　　赤箭、定风草、独摇枝。

【外形特征】

　　为兰科植物天麻的根茎，没有叶子，只有一个长圆形的块茎，在土里生长。

【药性说明】

　　性微温，味甘。无毒。在常规剂量内水煎服没有不良反应，长期服用也没有明显不良反应。

【主治功效】

　　平肝息风，通络止痛。传统主治头晕头痛、目眩、热病抽搐、癫痫、风湿酸痛、肢体麻木等病症。

【用药经验】

　　笔者认为含有天麻的半夏白术天麻汤治疗美尼尔氏症的眩晕效果最好。如因高血压、低血压、睡眠不佳导致的不伴呕吐的头晕，单用天麻的效果也非常好。天麻煎汤喝还可以

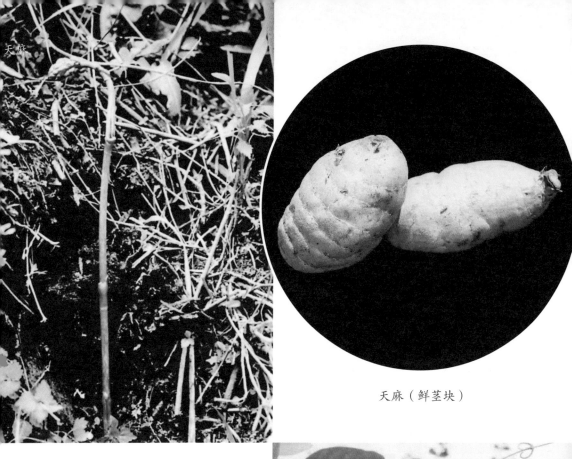

天麻

天麻（鲜茎块）

钩藤

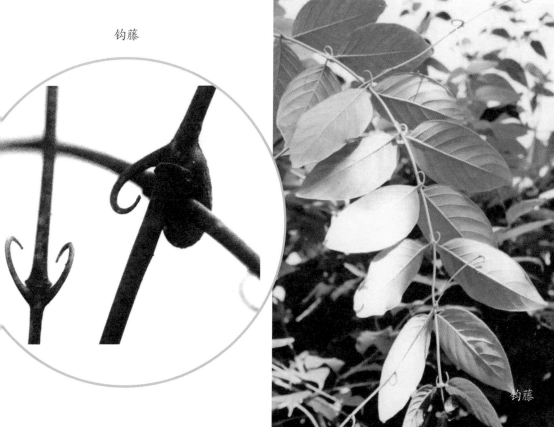

钩藤

改善晕船症状。此外，天麻还可以治疗如颈椎病、腰椎病引起的手足麻木。

【宜忌人群】

气血虚甚者慎服。

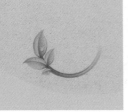

钩藤：治疗抽搐的最佳药物

【别　　名】

鹰爪风、吊风根、金钩草、倒挂刺。

【外形特征】

为茜草科植物钩藤树的带钩枝条，以嫩钩为好。"纯用嫩钩，功力十倍。"

【药性说明】

性凉，味甘。无毒。在常规剂量内水煎服没有不良反应，长期服用或大剂量30克以下水煎服也没有明显不良反应。

【主治功效】

清热平肝，息风定惊。主治小儿惊痫瘛疭、大人血压偏高、头晕、目眩、妇人子痫。

【用药经验】

● **治疗癫痫**

癫痫为一难治的疾病。若将那些具有镇静抗癫痫作用的中药集中使用，并对效果好、无毒性的中草药加大剂量使用，可以增效。如钩藤、天麻、南星，三味药各

30克。药理证实，钩藤具有明显的镇静作用和抗惊厥作用，但无催眠作用。因此，能治疗抽搐和癫痫，但不能治疗失眠。

● **治疗高血压病**

复方钩藤煎剂临床有降压效果。药理证实，钩藤对原发性高血压和肾性高血压均有显著的降压作用。服用一两个月后，对血清胆固醇、甘油三酯均有明显下降效果。钩藤以煎15～20分钟为宜，久煎则降压作用减弱，证实了钩藤后下的传统。钩藤与牛膝同用有明显的降压协同作用，证实了中医认为牛膝引药下行，引肝火下降的观点。

● **治疗头晕头痛、抑郁症**

钩藤具有镇静作用，治疗头晕与天麻同用能增效；治疗头痛与白蒺藜同用能增效。钩藤生物碱能调节脑内5-羟色胺代谢紊乱，对更年期抑郁症和老年性抑郁症都有治疗作用，可以加到复方中使用。钩藤治疗抑郁症与南星同用能增效。

【宜忌人群】

气虚者慎用。

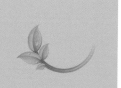

头痛良药白蒺藜

【别　名】

刺蒺藜。

【外形特征】

为蒺藜科植物蒺藜的干燥成熟果实。主产于河南、河北、山东、安徽等地。秋季果实成熟时采收。割植株，晒干，打下果实，除去杂质。炒黄或盐炙用。

【药性说明】

性平，味辛、苦。无毒。

【主治功效】

平肝明目，疏肝祛风。传统主治头胀、头痛、头晕、目眩、目花、目赤目糊、风疹瘙痒等病症。

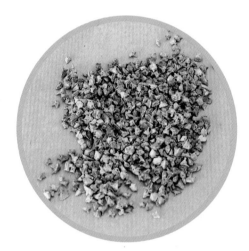

炒蒺藜

【用药经验】

笔者临床治疗头痛病用大剂量白蒺藜（90克），获得上佳疗效。白蒺藜可治疗各种原因引起的头痛头晕，如颈椎病引起的头痛、高血压引起的头痛、血管性偏头痛等。白蒺藜与天麻、钩藤合用还有降压作用。白蒺藜对免疫性白癜风轻证有效，通常用30克，但对遗传性白癜风无效。

【宜忌人群】

无禁忌人群。

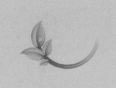

鲍鱼贝壳石决明

【别　　名】

鲍鱼壳、九孔螺、九孔石决明。

【外形特征】

为鲍科动物九孔鲍和盘大鲍的贝壳。夏秋两季捕捉，去肉，洗净，干燥。生用或煅用。用时打碎。

【药性说明】

性寒，味咸。无毒。在常规剂量内水煎服或长期服用没有不良反应。大剂量服用有时有胃不适反应，加入和胃药后能克服。

【主治功效】

平肝潜阳，清肝明目。主治头痛眩晕、目赤翳障、视物昏花、青盲雀目。

【用药经验】

一般可用石决明代替羚羊角治疗高血压患者眼睛充血、头晕、头胀、脸色发红。肝火旺的人可用石决明来清火，能把火下压，常用剂量为30克。石决明是有机钙，和钙片中的钙一样，与氨基酸、蛋白质结合，容易吸收，是很好的补钙药。平时可以将鲍鱼壳烧汤吃，里面的钙和氨基酸溶解在汤里。补钙也用30克，生用、煅用均可，煅石决明是炒熟的鲍鱼壳。补钙以炒熟的为好，降火以生的为好。

【宜忌人群】

脾胃虚寒者慎服，消化不良、胃酸缺乏者禁服。

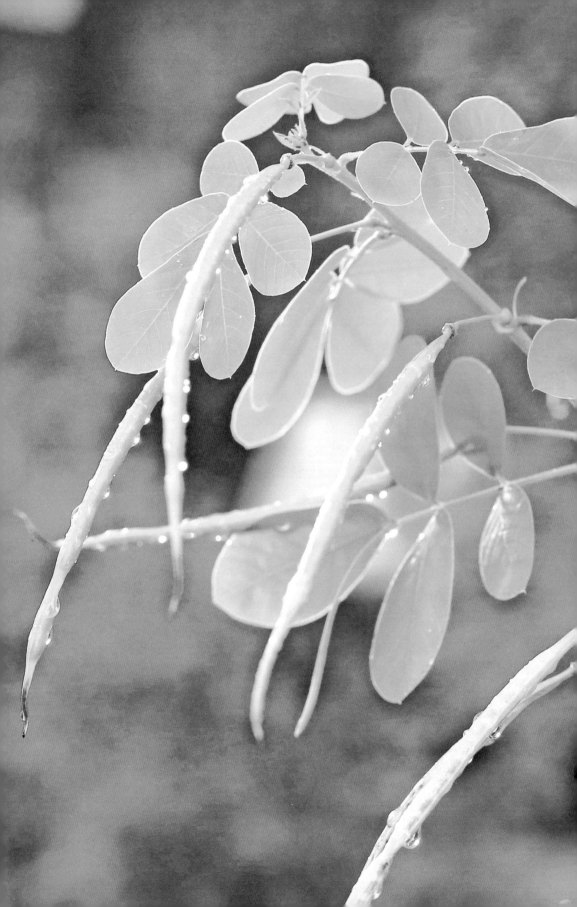

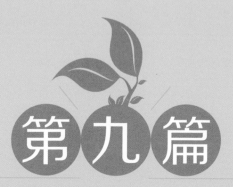

第九篇

安神药

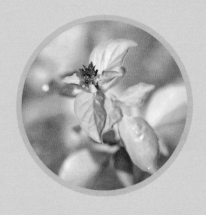

　　宁心安神药是一类镇静助睡眠的中药。中医讲心主神，心神不宁可以导致睡眠不佳，烦躁、心慌、心悸等神经官能症，多见于更年期综合征，治疗这类疾病就用宁心安神的方法。安神药大部分都是有助于睡眠的，心神安宁后睡眠自然就好，但几乎没有催眠的作用。

　　重镇安神药质重，为金属类或骨头类安神药，只宜暂用，不可久服，应中病即止。

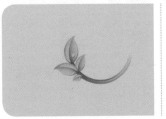

酸枣仁安神非安眠

【别　　名】

　　枣仁、酸枣胡。

【外形特征】

　　为鼠李科植物酸枣的种子。秋季果实成熟时采收，将果实浸泡一宿，搓去果肉，捞出，用石碾碾碎果核，取出种子，晒干。

【药性说明】

　　性平，味甘、酸。无毒。酸枣仁在常规剂量内水煎服没有不良反应，长期服用或大剂量30克以下水煎服也没有明显不良反应。

【主治功效】

　　养心安神，益阴敛汗。传统主治虚烦失眠、心悸怔忡、虚汗等病症。

【用药经验】

　　酸枣仁的枣仁里面是核仁，外面像红枣一样。汉朝张仲景就有方子酸枣仁汤，治疗失眠。酸枣仁对于阴虚内热失眠、气血不足失眠都有疗效。对于长期服用安眠药已经形成依赖的患者，中药常显得病重药轻。如果患者希望用中药来替代西药，将西药减量，需要一个中药与西药共同使用的过程。待中药产生效果后，再将西药逐渐减量。西药是安眠药，晚上服药后数分钟内能立即睡着。中医称安神药，白天服药，是调节精神的，先兴奋，后抑制，白天精神兴奋，晚上精神抑制而安睡。在归脾汤中，酸枣仁与黄芪、党参、当归等配伍，用以大补气血，说明古人早已将酸枣仁作为强壮药，用于增强体质。

【宜忌人群】

凡有实邪郁火及患有滑泄证者慎服。

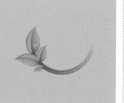

入夜交合夜交藤

【别　　名】

首乌藤、棋藤。

【外形特征】

为蓼科植物何首乌的藤茎或带叶藤茎。

【药性说明】

性平，味甘、微苦。无毒。在常规剂量内水煎服没有不良反应，长期服用或大剂量30克以下水煎服也没有明显不良反应。

【主治功效】

养心安神，养血通络。传统主治虚烦失眠、皮肤瘙痒等病症。

【用药经验】

夜交藤治疗失眠时可以不需要严格的辨证论治，对阴虚阳虚，寒证热证之失眠都有效果。夜交藤可以和酸枣仁一起使用，据笔者经验，治疗失眠时30克夜交藤效果要比12克酸枣仁好，在短期失眠的治疗中夜交藤比酸枣仁起效更快。此外，夜交藤能滑肠通便，对大便正常的人不受影响，对脾虚便溏的患者常会引起便稀次多，甚至水泻。

【宜忌人群】

脾虚便溏患者不宜使用。

安神益智化远志

【别　　名】

小草、细草、小鸡腿、细叶远志、线茶。

【外形特征】

为远志科植物远志或卵叶远志的干燥根。春秋两季采挖，除去泥沙及须根，晒干。生用或炙用。

【药性说明】

性温，味辛、苦。无毒。长期服用也没有明显不良反应。生远志刺激咽喉，有滑肠腹泻反应。

【主治功效】

安神益智，祛痰，消肿。主治心肾不交引起的失眠多梦、健忘惊悸、神志恍惚、咳痰不爽、疮疡肿毒、乳房肿痛。

【用药经验】

● **助睡眠**

远志主要用于助睡眠。现代药理已证实，远志主要含皂苷和糖苷等成分，具有镇静和抗惊厥作用，是一味较好的助睡眠中药。必须炮制，有水炙远志、蜜水炙远志之分，可与炒枣仁、石菖蒲等同用以增效。

● **改善记忆**

远志还有改善记忆力和抗衰老的作用。长期小剂量服用可以增强记忆力，通常用3～9克。

● **祛痰**

《本草汇言》中提到，远志与半夏、胆南星、贝母、白芥子同用能消惊痰。现代药理证实，远志所含的皂苷有祛痰作用，临床常用于非支气管慢性疾病痰多的患者。远志的常用剂量为6～12克，不宜大剂量使用，水煎服。

【宜忌人群】

心肾有火、阴虚阳亢者忌服。

中医典故

《世说新语》中记载东晋谢安淝水之战大胜后，虽然封了丞相，还是被贵族排挤而退隐故里，但声望极高，有"安石不出，将如苍生何"的美誉。后来他做了大司马驸马桓温的将军。桓温专擅朝政，有失眠的病症。当时有人送给桓温一种新鲜的小草，说有宁心安神和壮阳功效，可作药引。众人皆不认识，问之太医，说名为远志，《神农本草经》为上品，一名细草，也名小草。又问有什么功效？太医说：本

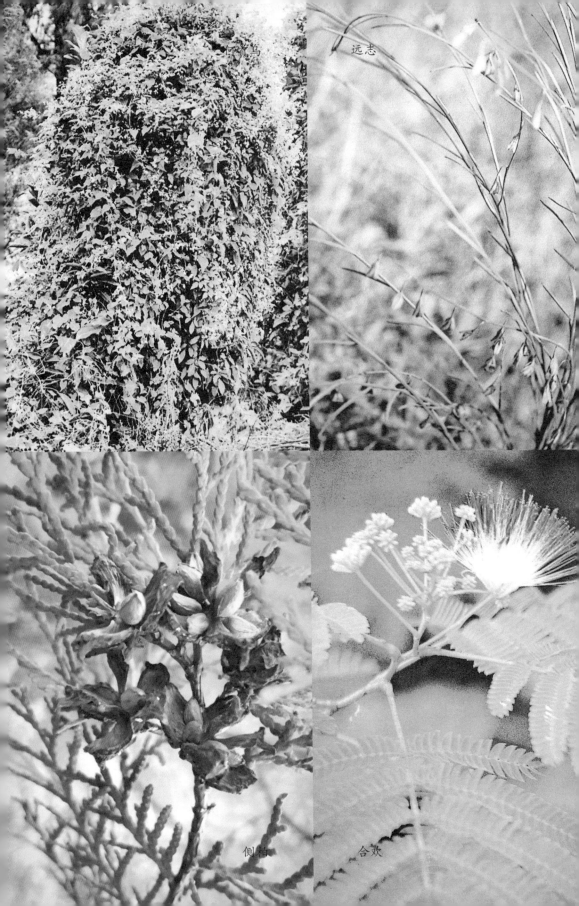

何首乌

远志

侧柏

合欢

经记载"利九窍，益智慧，耳目聪明，不忘强志，久服轻身"。意思是久服能使人聪明，增强记忆，不易忘却，并有安定心气、益精强阳、利丈夫的功效。又介绍道家葛洪《抱朴子》说，陵阳人子仲服远志20年，耳聪目明，能眠能行，开书所视不忘，阳道坚壮，到老不衰，生有子女三十七人。东晋葛洪早于桓温多年，当时道家玄学盛行，葛洪之说大家都深信不疑。桓温问谢安"此药为何一物二名"，谢安未答，桓温部下郝隆就说"处则为远志，出则为小草。"意思是谢安隐居时有高远的志向，而出仕时只是一棵小草。谢安虽然觉得郝隆在讥讽自己，也只能与众人一起哈哈大笑而已。后桓温久服远志，身体强壮，到老睡眠安好。

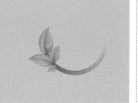

养心安神柏子仁

【别　名】

柏实、柏子、柏仁、侧柏子。

【外形特征】

为柏科植物侧柏的干燥成熟种仁。主产于山东、河南、河北、陕西、湖北、甘肃、云南等地亦产。秋冬两季采收成熟种子，晒干，除去种皮，生用。

【药性说明】

性平，味甘。无毒。长期服用会引起大便稀。

【主治功效】

养心安神，润肠通便。主治惊悸怔忡、失眠健忘、盗汗、肠燥便秘。

【用药经验】

　　老年人常服柏子仁能改善记忆功能、抗健忘，可用于防治老年痴呆症。改善睡眠，常与酸枣仁、夜交藤同用。柏子仁中含有的不饱和脂肪酸具有抗血管硬化的作用，含有的脂肪油有弱的通便功效。一般用量为12～30克。

【宜忌人群】

　　无禁忌人群。

合欢皮：促进睡眠的良药

【别　　名】

　　夜合皮。

【外形特征】

　　为豆科植物合欢的树皮，合欢花为其花蕾。我国和日本均产，主产于我国长江流域各省。夏秋两季剥取，晒干，切段生用。

【药性说明】

　　性平，味甘。无毒。

【主治功效】

　　解郁，安神，祛痰。主治心烦失眠、肺痈。

【用药经验】

　　合欢皮、合欢花治疗失眠临床有疗效，实验也证实其具有镇静催眠作用。可以复方也可以单方使用。与夜交藤同用能促进睡眠。肺痈是由于肺部细菌感染，包括急性支气管炎、肺间质炎继发感染、肺炎、肺脓肿等。笔者根据临床经验，白痰常选取白芥子，黄痰常选取合欢皮，葶苈子对于黄痰白痰都可用。对于食欲较好的患者，合欢皮的剂量最大可以用到30克。一般用量为10克左右。

【宜忌人群】

无禁忌人群。

珍珠美颜清内火

【别　名】

真朱、真珠、蚌珠、珠子、濂珠。

【外形特征】

是一种古老的有机宝石，产在珍珠贝类和珠母贝类软体动物体内，由于内分泌作用而生成含碳酸钙的矿物珠粒，是由大量微小的文石晶体集合而成的。

【药性说明】

性寒，味甘、咸。无毒。

【主治功效】

镇心安神，清热解毒，明目除翳，清肝定惊。主治心神不安、惊风、癫痫、目赤翳障、疮疡肿毒。

【用药经验】

内服和外敷用于美颜。清内火，主要是清肝火和心火。

具有镇静作用。

【宜忌人群】

无禁忌人群。

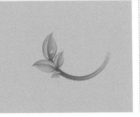

"树脂化石" 琥珀

【别　名】

金珀、金蓝珀、绿茶珀、红茶珀、血珀、花珀、棕红珀。

【外形特征】

为松科植物的树脂埋藏于地下经久凝结而成的碳氢化合物。全世界80%以上的琥珀产于波罗的地海沿岸的波兰、俄罗斯、立陶宛等国家，我国的琥珀以辽宁抚顺和河南南阳地区最为著名。随时可采，从地下或煤层种挖出后，除去砂石、泥土等杂质，用时捣碎，研成细粉用。

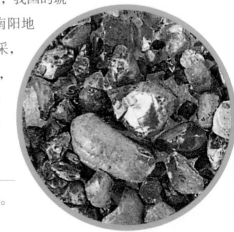

琥珀

【药性说明】

性平，味甘。无毒。

【主治功效】

定惊安神，活血散瘀，利尿通淋。传统主治惊厥。

【用药经验】

琥珀含有挥发油，具有镇静和抗惊厥作用，如琥珀抱龙丸。亦可作药膳。吞服还能止血尿。常用剂量为1～1.5克。

【宜忌人群】

无禁忌人群。

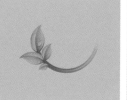

牡蛎：贝壳类安神药材

【别　　名】

蛎蛤、左顾牡蛎、牡蛤、海蛎子壳。

【外形特征】

为牡蛎科动物近江牡蛎、长牡蛎、大连湾牡蛎的贝壳。我国沿海一带均有分布。全年均可采收，去肉，洗净，晒干，生用或煅用。用时打碎。

【药性说明】

性咸，味微寒。无毒。

【主治功效】

生牡蛎常用于安神和平肝。在治疗神经官能症和高血压、失眠、烦躁、眩晕时，一般用生牡蛎，但是需要先煎。煅牡蛎用于收涩，软坚，制酸。在治疗盗汗、遗精、尿频、胃酸增多时宜用煅牡蛎，可以不先煎。

【用药经验】

　　牡蛎用于镇静时常与龙骨一起使用。出汗时也常与龙骨同用。牡蛎具有抑制胃酸、抑制胃溃疡的作用，是治疗胃十二指肠溃疡的药物。但临床上治疗胃痛时，使用牡蛎并不多，若使用不当会引起胃不舒或恶心。煅牡蛎的不适反应较轻。在使用前要询问患者的胃部情况并加用和胃药。

【宜忌人群】

　　无禁忌人群。

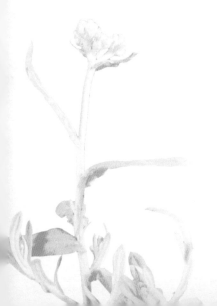

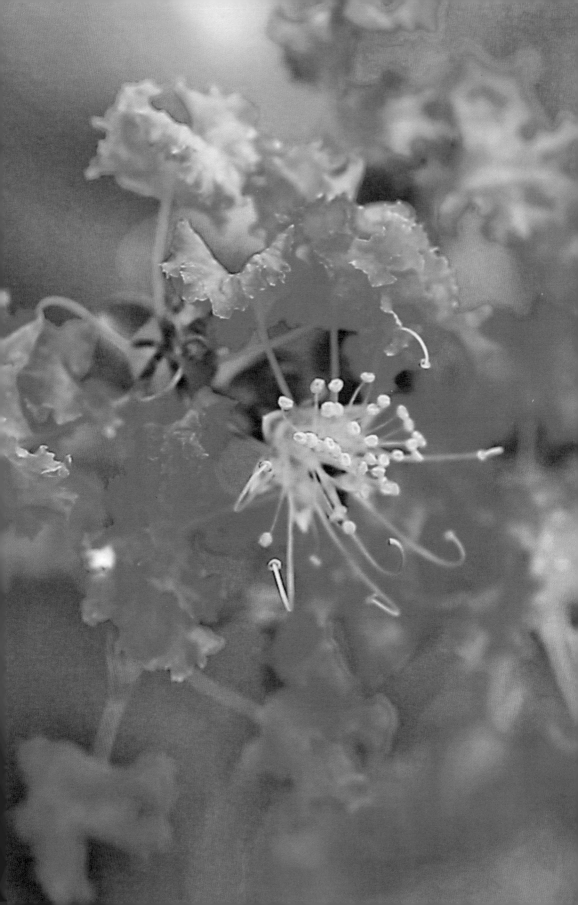

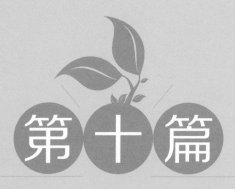

第十篇

固涩药

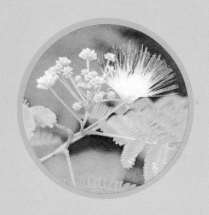

固涩药以前又叫收敛药，是用于治疗人体排泄或体液分泌过多的症状的药物，如大便次数、小便太多、汗出太多、白带过多、遗精、胃酸过多、气喘急伴呕吐等。中医讲这属于肾不纳气的情况，需要收敛肾气。

根据作用的不同，固涩药大致可分为止尿、止泻、止汗、止酸、纳气、止带、固精等药。止尿、止带、固精、止泻这类收敛下部的药物主要有金樱子、覆盆子、石榴皮等，这类药专门收敛固涩人体下部的排泄过多等症；纳气的药物主要有五味子。现代认为中医讲的肾不纳气的表现其实就是呼吸衰竭。五味子有很弱的呼吸兴奋作用，是古代的呼吸兴奋剂，它还有强心、镇静等多方面的作用，临床用于复方中。在古代名方小青龙汤里，就用五味子来敛气、敛汗、敛心、敛肺；止酸药主要是一些骨头、贝壳类药，主要有龙骨、牡蛎、乌贼骨、瓦楞子（毛蛤的壳），这类药中含有丰富的碳酸钙，可以中和胃酸，通常是煅烧后使用；止汗药主要有五倍子、碧桃干、浮小麦等，煅龙骨、煅牡蛎也有止汗的作用。

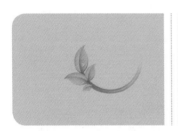

固涩精气金樱子

【别　　名】

糖罐子、山石榴。

【外形特征】

为蔷薇科植物金樱子的果实。九十月间采收。去刺及核，晒干用。

【药性说明】

性平，味酸。无毒。在常规剂量内水煎服没有不良反应，长期服用或大剂量30克以下水煎服也没有明显不良反应。

【主治功效】

涩精缩尿，涩肠止泻。传统主治肾虚滑精、遗精遗尿、小便频数、脾虚久泻等病症。

【用药经验】

● 治疗尿路感染

急性尿路感染的患者现大多使用抗生素治疗。如果能及早使用中草药配合，能加速治愈。金樱子不但能改善症状，而且对多种致病菌和多种病毒具有很强的抑制作用。尿路感染后小便常规和细菌培养均已转阴，但仍常有膀胱刺激症状，尿频尿急，称为尿路综合征，中医辨证为肾气不足，膀胱失于约束。可采用固涩利尿的方法，将金樱子与覆盆子一起使用，或和芡实一起使用，减少次数，但金樱子不减少总尿量。对于尿频严重的患者，可重用金樱子至30克，效果很好。

● 涩精

金樱子有固涩精气之功效。对于中老年人前列腺肥大、小便淋沥和中年早泄，需要益精固涩，金樱子、覆盆子、芡实既能止尿，又能涩精，是常用的中药。金樱子对于大便、白带的固涩效果也较好。

● 降脂

临床和药理都证实长期服用金樱子能明显降低血清胆固醇和β-脂蛋白，并能使心脏、肝脏的动脉粥样硬化均有明显的改善。

【宜忌人群】

无禁忌人群。

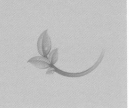

覆盆子：治疗尿频尿急

【别　　名】

悬钩子、覆盆莓、大蛇凤、攀美头。

【外形特征】

为蔷薇科植物掌叶覆盆子、插田泡的未成熟果实。作为水果食用时味道酸甜。

【药性说明】

性微温，味甘、酸。无毒。常规剂量内使用没有不良反应，长期服用也没有不良反应。

【主治功效】

益肾，固精，缩尿。传统主治肾虚阳痿、遗精早泄、小便频数等病症。

【用药经验】

覆盆子与金樱子的功效类似，但覆盆子的药效比金樱子要好一点，临床常用覆盆子和金樱子各15克治疗尿频，可以使白天小便次数减少，但对夜间小便增多和小儿遗尿的作用不明显。覆盆子主要针对女性的尿路综合征。覆盆子、金樱子也有一定的杀菌作用，对于顽固性的慢性尿路感染，尿常规检测有白细胞，细菌培养不太严重的情况，也可用覆盆子、金樱子加黄柏、黄连等清热解毒药同用治疗，可获得良好的效果。

【宜忌人群】

无禁忌人群。

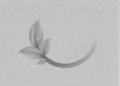

敛汗止血五倍子

【别　名】

梧子、百药煎、百虫仓。

【外形特征】

为漆树科植物盐肤木、青麸杨叶上的虫瘿，由昆虫角倍蚜、倍蛋蚜寄生而形成。

【药性说明】

性平，味酸。无毒。在常规剂量内水煎服没有不良反应。剂量稍大可能有恶心、便秘和胃不适反应。长期服用会损害肝脏，极大量可引起肝细胞局灶性坏死。

【主治功效】

敛汗止血，涩肠止泻。传统主治久泻久痢、体虚多汗、遗精、遗尿、便血等病症。

【用药经验】

五倍子末敷脐止汗，在《本草纲目》上已有明确的记载，且一个晚上即可见效，临床使用上效果确实很好。其方法是用五倍子末3～30克，干用或水调，敷于脐上，用纱布覆盖并固定。次晨可去掉，一般1～3夜，出汗可以完全止住。对于白天汗多也有效。方法简单快捷，可以制成外敷胶布剂推广应用。

【宜忌人群】

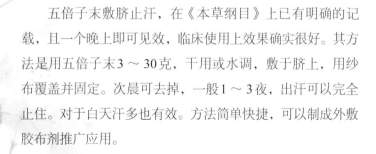

外感风寒、肺有实热之咳嗽、积滞未清之泻痢者忌服。

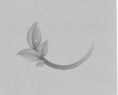

浮小麦：特殊的干燥剂

【别　　名】

浮麦。

【外形特征】

为禾本科植物小麦的干瘪轻浮未成熟果实。呈长圆形，表面浅黄棕色或黄色，略皱，腹面中央有较深的纵沟，顶端有黄色柔毛。质坚硬，少数极瘪者质地较软。断面白色或淡黄棕色。以粒圆、表面有光泽者为佳。

【药性说明】

性凉，味甘。无毒。

【主治功效】

固表止汗。主治虚汗、盗汗等。

【用药经验】

浮小麦对晚上白天出汗都可用，但效果较弱。以前江南民间曾作为干燥剂使用。南方夏季多霉变，浮小麦能吸收水气和潮湿，预防人参、茶叶等的霉变，且没有特殊气味。

【宜忌人群】

表邪汗出者忌用。

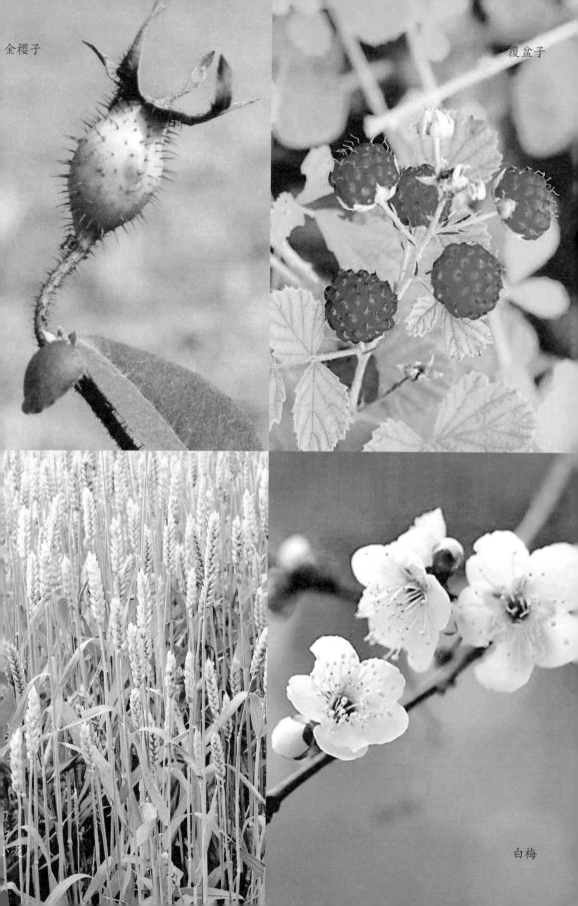

金樱子

覆盆子

白梅

乌梅：益胆生津之品

【别　名】

酸梅、黄仔、合汉梅、干枝梅。

【外形特征】

为蔷薇科植物梅的干燥未成熟果实。主产于浙江、福建、云南等地。夏季果实近成熟时采收，低温烘干后闷至皱皮，色变黑时即成。去核生用或炒炭用。

【药性说明】

性平，味酸、涩。无毒。

【主治功效】

安蛔止痛，生津止渴。主治胆道蛔虫症、胆囊炎、便秘等。

【用药经验】

乌梅可以促进肠蠕动，治疗便秘；软化血管，推迟血管硬化，具有防老抗衰作用；抑制肠道炎症；扩张胆管，促进胆汁排泄，用于治疗慢性胆囊炎。常喝酸梅汤不易生结石。一般剂量为12克，也可以大剂量30克。

【宜忌人群】

外有表邪、内有实热积滞者均不宜服。

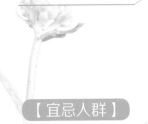

疏肝解郁绿梅花

【别　　名】

绿萼梅、白梅花、绿梅花。

【外形特征】

为蔷薇科植物梅的花蕾，主要为白梅和绿梅。

【药性说明】

性平，味酸、涩。无毒。

【主治功效】

疏肝和胃。主治梅核气、胃炎、肝胆疾病等。

【用药经验】

用于女性的肝气郁结，一般剂量为3～9克。也可用于慢性胃炎引起的食欲不振。与玫瑰花同用，治疗肝胆疾病以增强效果。

【宜忌人群】

阴虚重证者不宜长期使用。

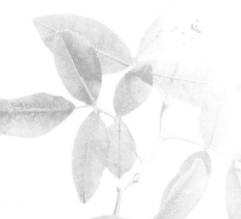

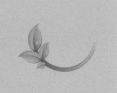

碧桃干：自汗盗汗的克星

【别　名】

桃干、瘪桃干。

【外形特征】

为蔷薇科植物桃或山桃的未成熟果实。

【药性说明】

性微温，味甘。无毒。

【主治功效】

敛汗止汗。传统主治盗汗、自汗。

【用药经验】

碧桃干用于治疗盗汗自汗，包括体虚和体不虚之汗多都能使用。其止汗效力不强，常与浮小麦、五倍子等同用。内火大的出汗多常与清火药同用。

【宜忌人群】

无禁忌人群。

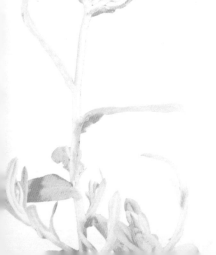

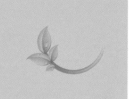

酸酸甜甜石榴皮

【别　名】

石榴壳、酸石榴皮、酸榴皮。

【外形特征】

石榴科植物石榴的果皮。石榴分甜石榴和酸石榴两种，入药以酸石榴皮最好。原产于伊朗及其周边地区。我国大部分地区有栽培，秋季果实成熟时采果取皮，切小块，晒干，生用或炒炭用。

【药性说明】

性温，味甘、酸、涩。石榴皮无毒。常规剂量内使用没有不良反应，长期服用也没有不良反应，但石榴根皮有毒。

【主治功效】

杀虫，收敛，涩肠，止痢。传统主治久泻久痢、诸虫心痛。

【用药经验】

石榴皮止泻作用较好，对痢疾杆菌有较强的抗菌作用。加入石榴皮能使大便次数减少，但不能使稀便成

石榴皮

形。一般剂量为12克。

【宜忌人群】

消化不良者宜少食。

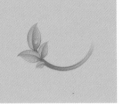

定喘良药白果

【别　名】

银杏果、鸭脚子、灵眼、佛指柑。

【外形特征】

为银杏科植物银杏的种子。全国均有栽培。主产于广西、四川、河南、山东、湖北。秋季种子成熟时采收，除去肉质外皮，洗净，稍蒸或略煮后烘干。用时打碎取种仁，生用或炒用。

【药性说明】

性平，味甘、苦、涩。有小毒。在常规剂量内水煎服没有不适反应，长期服用也没有不良反应，但剂量过大可能使人中毒。

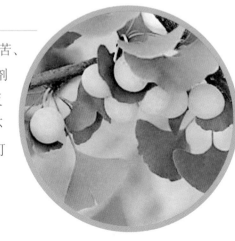

银杏果

【主治功效】

敛肺化痰定喘，止带缩尿。主治咳嗽痰多、气喘、带下、白浊、小便频数等。

【用药经验】

常与麻黄、杏仁同用治疗支气管哮喘，如白果定喘汤。

【宜忌人群】

无禁忌人群。

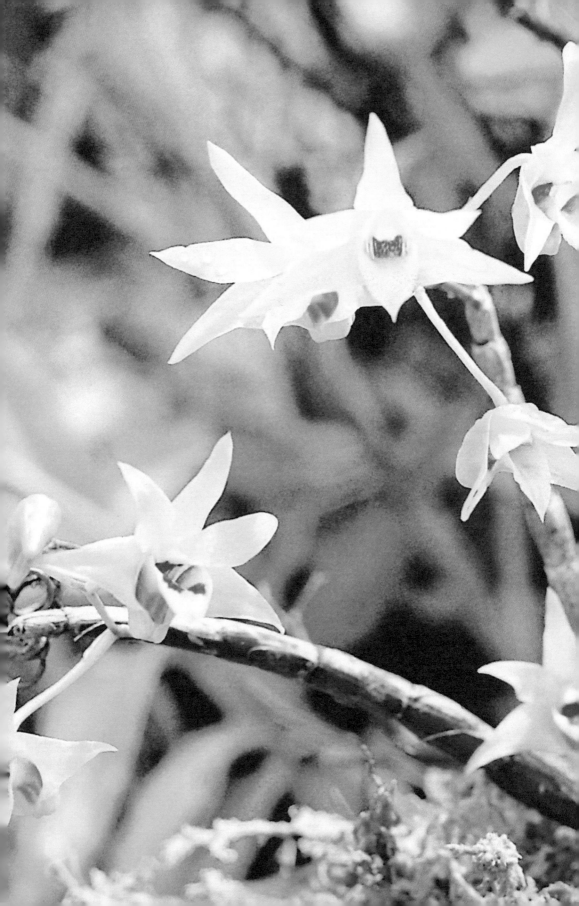

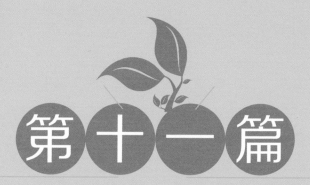

第十一篇

其他

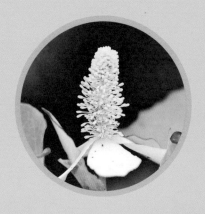

本书选取了醒脑开窍药、消导泻下药、温中止痛药、药食两用药的几个典型中药具体阐述。

醒脑开窍药具有辛香走窜之性，以开窍醒神为主要作用，治疗闭证神昏。此类药为救急、治标之品，且能耗伤正气，故只宜暂服，不可久用；因药物性质辛香，其有效成分易于挥发，内服多不宜久煎，只入丸剂、散剂服用。

消导泻下药即消食药，主治饮食积滞。泻下通便药分三类：一是润下通便药，是指可以滋润大便的中药；二是泄下通便药，药物的共同特点是含有蒽醌类，食用后会使肠子痉挛性收缩；三是攻下药，药力峻猛，主要有甘遂、芫花、大戟、商陆。

温中止痛药大部分性温。中医讲的中焦实际上就是胃的部分，从肚脐上面到胸骨剑突下面，实际是胃跟十二指肠的部位。温中止痛，即止胃和十二指肠部位的疼痛。温中止痛类药见效较快，一剂两剂便可缓解疼痛，甚至刚吃进去半小时就能止痛。药品不是很多，但效果极好。

药食两用药，即既可作为食品食用，又能入药治病，如山药等，既作为中药材有良好的治病疗效，又是富有营养的可口食品。

醒脑开窍石菖蒲

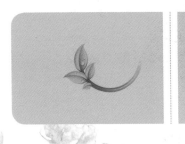

【别　名】

九节菖蒲、山菖蒲、药菖蒲、金钱蒲、菖蒲叶。

【外形特征】

为天南星科植物石菖蒲的根茎。我国长江流域以南各省均有分布，主产于四川、浙江、江苏等地。秋冬季采挖，除去须根及泥沙，晒干。生用。

【药性说明】

性温，味辛、苦。无毒。但剂量过大会引起胃部不适。

【主治功效】

开窍醒神，化湿和胃。传统主治痰湿蒙蔽清窍引起的神志不清、癫狂、痴呆、耳鸣耳聋等病症。

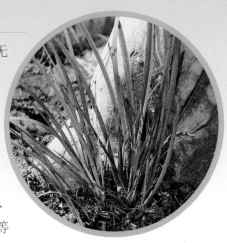

石菖蒲

【用药经验】

中医理论认为，痰湿蒙蔽清窍主要有两种：一是有形之痰蒙蔽清窍，如中风、肺脑综合征、癫痫的患者，口腔咽喉中有痰；二是无形之痰蒙蔽清窍，如患脑炎、精神病疾病，喉中无痰。石菖蒲含挥发油、丁香油酚、细辛醚、石菖醚、有机酸等成分，不仅有镇静作用，还可以化湿通气，治疗胸腹闷胀。此外，石菖蒲具有解痉作用。笔者经验，常与夜交藤同用用于镇静。一般剂量为12克。

【宜忌人群】

无禁忌人群。

中医典故

《本草纲目》记载了这样一个故事：明太祖朱元璋常患心腹闷痛之症，服用石菖蒲制成的丸药之后，身强体壮，脸色光泽，白发转黑。

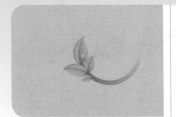

辛香走窜之麝香

【别　名】

当门子、寸香、当门子、香脐子。

【外形特征】

为鹿科动物雄麝香腺囊中的分泌物。古代麝因其形如獐，又名香獐。麝之香气远射，故名麝香。

【药性说明】

性温，味辛。无毒。

【主治功效】

开窍醒神，活血，止痛。主治闭证神昏、胸闷、跌打损伤等症。

【用药经验】

麝香与苏合香、郁金、红花、三七、赤白芍等药制成丸药每日吞服，或制成膏药贴于胸部，能够扩张冠状动脉，降低胆固醇，抗血管硬化。长期使用不但能缓解胸闷胸痛症状，而且能明显地改善冠心病。此外，关节和软组织肿

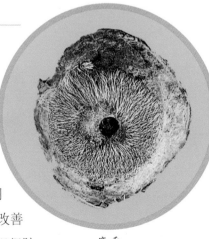

麝香

痛，可在消炎止痛和抑制免疫中药复方的基础上加入少量麝香制成丸药或浸酒。常用剂量为0.1克。需密封保存。

【宜忌人群】

孕妇禁用。

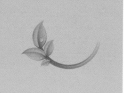

鸡内金：动物内脏促消化

【别　　名】

鸡黄皮、鸡肫皮。

【外形特征】

为家鸡的干燥砂囊内膜。杀鸡后取出鸡肫，立即取下内壁，洗净，晒干，生用或炒用。

【药性说明】

性平，味甘。无毒。

【主治功效】

消食健胃，涩精止遗。传统主治消化不良、遗精、盗汗等病症。

【用药经验】

鸡内金含消化酶，可以增加胃液分泌，促进消化、排空。

【宜忌人群】

脾虚无积滞者慎用。

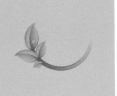

润肠通便火麻仁

【别　　名】

大麻仁、麻子仁。

【外形特征】

为桑科植物大麻的种仁。火麻在我国大部分地区有栽培。秋季果实成熟时采收，除去杂质，晒干后为火麻仁。以颗粒饱满、种仁色乳白为佳。

【药性说明】

性平，味甘。有毒，含有毒蕈碱。不建议大剂量或长期使用。

【主治功效】

润便通下。主治大便秘结。

【用药经验】

适用于老人、产妇及体弱津血不足、肠燥便秘。通便作用不强，不可生用。一般剂量为12～30克。

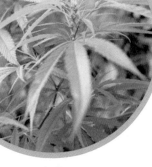

大麻

【宜忌人群】

无禁忌人群。

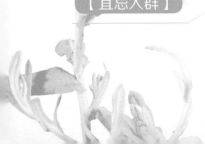

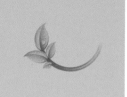

温中止痛高良姜

【别　名】

良姜。

【外形特征】

为姜科植物高良姜的根茎。主产于广东、广西、海南等地。夏末秋初采挖生长4～6年的根茎，除去地上茎、须根及残留鳞片，洗净，切段，晒干。生用。

【药性说明】

性热，味辛。无毒。高良姜在常规剂量内水煎服可能有胃热内火的不适感觉，可长期服用，但不宜大剂量使用。

【主治功效】

温中散寒，理气止痛。传统主治脾胃寒湿、脘腹冷痛、恶心、呕吐等病症。

【用药经验】

● **治疗胃痛、腹痛**

高良姜是治疗胃痛、腹痛的常用药。药理研究显示，高良姜具有抑制溃疡、抑制胃运动、降低胃张力、减少收缩幅度、抑制胃酸分泌的作用，这对于治疗慢性胃炎、胆汁反流性胃炎和溃疡病之胃痛、腹痛有很好的疗效。临床上高良姜常与香附同用治疗胃痛、腹痛，是著名的方剂良附丸，出自《本草纲目》。

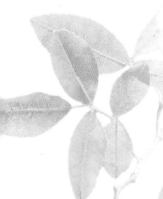

● 辅助治疗幽门螺杆菌感染

高良姜还有杀灭幽门螺旋杆菌的作用，但效力很弱。在治疗幽门螺旋杆菌感染时，对服用西药效果不佳，或者有不良反应的患者，可以用高良姜等中药方剂长期服用，也有使幽门螺旋杆菌转阴的作用。除了高良姜以外，黄连、吴茱萸、丁香等中药也有轻度的抗幽门螺旋杆菌作用。

● 治疗口臭

临床可用高良姜和草豆蔻煎饮治疗口臭，出自《本草纲目》。

● 治疗慢性肠炎

对于患有慢性肠炎、大便次多稀薄的患者，或者服用苦寒、甘寒中药而滑肠的患者，为了使大便成形和减少次数，炮姜和高良姜是最佳的药物。

【宜忌人群】

阴虚有热者禁服。

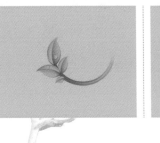

亲人团聚吴茱萸

【别　　名】

吴萸、茶辣、辣子、臭辣子、吴椒、臭泡子。

【外形特征】

为芸香科植物吴茱萸的未成熟果实。主产于贵州、广西、湖南、云南、陕西、浙江、四川。八至十一月间果实尚

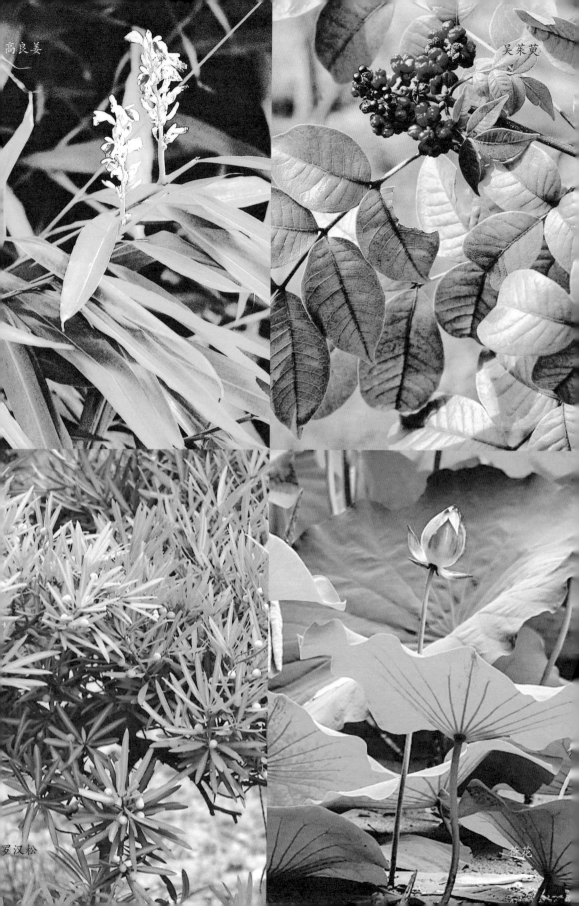

高良姜

吴茱萸

罗汉松

荷花

未开裂时剪下果枝，晒干或低温干燥，除去枝、叶、果梗等杂质。用甘草汤制过应用。

【药性说明】

性温，味辛。有毒。剂量过大有上火和恶心反应。

【主治功效】

温中止痛，和胃止呕。传统主治肝胃不和、脘腹冷痛、恶心呕吐、胸胁胀痛、经行腹痛等病症。

【用药经验】

吴茱萸和黄连同用，是古代名方左金丸，现在常用于治疗胃痛。黄连具有消炎、抑制渗出、抑制螺旋杆菌、抗溃疡、调节胃运动、解痉止痛等多方面的作用。吴茱萸解痉止痛作用更好，同时还具有抑制胃酸、抑制溃疡的作用。吴茱萸能轻度抑制幽门螺旋杆菌，可以用来辅助治疗复发性幽门螺旋杆菌感染。古代名方吴茱萸汤，吴茱萸和人参同用，可以升高血压。吴茱萸一般用量为1.5克，最大剂量不超过3克，使用剂量大会引起胃部不适。

【宜忌人群】

阴虚火旺者忌服。

中医典故

唐朝诗人王维的登高诗《九月九日忆山东兄弟》："独在异乡为异客，每逢佳节倍思亲。遥知兄弟登高处，遍插茱萸少一人。"该诗表达了诗人思乡思亲之情，脍炙人口，千古传诵。古代习俗，每年农历九月初九日重阳节，邀约家人、亲戚、朋友一起登上山头，扦插茱萸，共同庆贺团聚。杜甫《九日蓝田崔氏庄》诗："明年此会知谁健，醉把茱萸仔细看。"透露出深沉的感情，也是将茱萸作为团聚的象征。据《本草纲目》记载，古代风俗，农历九月初九日绛囊盛吴萸，举家登高饮菊花酒，可消灾避祸。屋旁栽白杨、茱萸，可增年除害。茱萸叶落井中，饮其水可消瘟疫。屋中悬茱萸子，可辟邪气。可见我国古代民间将吴茱萸作为水源和空气的消毒药剂。

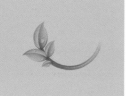

营养丰富数山药

【别　名】

薯蓣。

【外形特征】

为薯蓣科植物薯蓣的根茎。主产于河南省，湖南、江南等地亦产。习惯认为河南（怀庆府）所产者品质最佳，故有"怀山药"之称。霜降后采挖，刮去粗皮，晒干或烘干，为"毛山药"；或再加工为"光山药"。润透，切厚片，生用或麸炒用。

【药性说明】

性平，味甘。无毒。

【主治功效】

益气养阴，健脾止泻，固精止带。主治脾胃虚弱、消渴症。

【用药经验】

现代药理研究证实，山药具有营养滋补、增强机体免疫力、调度内排泄、补气通脉、镇咳祛痰、平喘等作用，能改善冠状动脉及微血管血流和治疗慢性气管炎、心绞痛等。中医将山药用以治疗脾胃虚弱、大便次数多，可使大便成形；

治疗糖尿病，先升糖后降糖。现多药食两用，经常食用山药可增加食欲，增强体质，防治糖尿病，增强免疫，延年益寿。一般剂量为12克。

【宜忌人群】

无禁忌人群。

中医典故

《本草纲目》转载了晋朝罗含《湘中记》的一个故事，当时有一个老药农到衡山上去采药，不小心迷了路，时间久了肚子也饿了，突然听到远处有人在操琴，循声过去，看到三四个人，有一老一少在下棋，有人在操琴，有人在观棋、听琴。老农上前施礼，问那老人如何下山，老人便为他指路。老农说肚子饿了，便有人给他一块膏样的东西，即薯蓣。老农想要表示感谢，那位送他食物的人却消失了。下山后，老农告诉大家，薯蓣是可以充饥的。

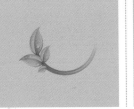

松花粉：皮肤光嫩佳品

【别　名】

松花、松黄。

【外形特征】

为松科植物马尾松或其同属植物的花粉。

【药性说明】

性温，味甘。无毒。

【主治功效】

润心肺，益气，除风止血。主治头旋眩晕、中虚胃痛、久痢、诸疮湿烂、创伤出血。

【用药经验】

松花粉含有的植物激素、性激素、生长激素等成分能促进人体内分泌器官的功能，提高人体内的激素水平，从而具有保健和抗衰老的作用。中医传统是将其长久煎煮或浸酒后服用，这样可将细胞内的成分溶解出来，利于消化吸收。

【宜忌人群】

无禁忌人群。

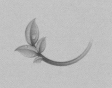

花中君子巧入药

【别　名】

莲花、芙蕖、芙蓉、菡萏。

【外形特征】

为睡莲科多年生水生草本。

【药性说明】

无毒。

【主治功效】

荷叶降脂减肥；荷花驻颜美容；荷梗清热解暑；荷蒂

清火安胎；莲须固精乌发；莲子养心健脾；莲心清心安神；莲衣清胃健脾；莲房活血散瘀；藕凉血生津；藕粉开胃益血；藕节止血化瘀；藕蔤醒酒解毒。

【用药经验】

上消化道出血，包括胃十二指肠炎症、溃疡、癌症出血、鼻腔大量出血、肺支气管多量出血，用鲜藕汁一杯，有迅速止血的效果。皮下紫癜紫斑，包括免疫病引起的血管炎、过敏性紫癜、血小板减少性紫癜，古代中医称为葡萄斑、葡萄疫、肌衄，辨证为瘀热出血的可用中药藕节炭清热凉血止血。此外，经常食用莲子有助于清火、安眠，对于慢性腹泻、遗精、白带也有较弱的辅助治疗作用。对更年期综合征导致的升火、内热、低热、烦躁、心慌、失眠、出汗、有时血压升高等症状，可用莲子心。

【宜忌人群】

无禁忌人群。

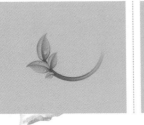

花药两用玫瑰花

【别　　名】

徘徊花、刺客、穿心玫瑰。

【外形特征】

为蔷薇科植物玫瑰的花蕾。在我国华北、西北、西南地区以及日本、朝鲜等国均有分布，在其他许多国家也被广泛种植。

【药性说明】

性平，味甘。无毒。

【主治功效】

疏肝柔肝，理气解郁，醒脾开胃，活血通滞。主治慢性肝胆疾病、胃肠疾病。

【用药经验】

玫瑰花有利胆作用，可用于慢性胆囊炎、慢性肝炎、肝硬化。对疏泄胆汁，降低胆红素有一定的效果。一般剂量为9克。

【宜忌人群】

无禁忌人群。

养颜润肤蛤什蟆

【别　名】

林蛙、黄蛤蟆、油蛤蟆、红肚田鸡。

【外形特征】

为脊索动物门两栖纲蛙科动物中国林蛙。广泛分布于我国北方各省，东三省为主要产区。于白露节前后捕捉。捕捉到雄蛙后，剖腹去内脏，洗净，挂其风干或晒干；或捕捉到雌蛙，先取出输卵管再除去其他内脏，晒干即可食用。

【药性说明】

性温，味辛。有毒。

【主治功效】

升高雌激素。主治雌激素低下。

【用药经验】

蛤什蟆含有雌激素，女性长期食用会出现乳房、子宫的问题，如乳房结节、子宫肌瘤等。男性长期食用也会出现乳房问题，如乳房癌。

【宜忌人群】

无禁忌人群。

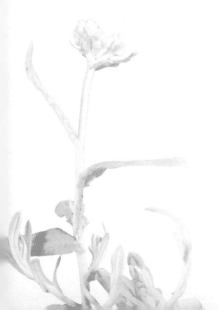

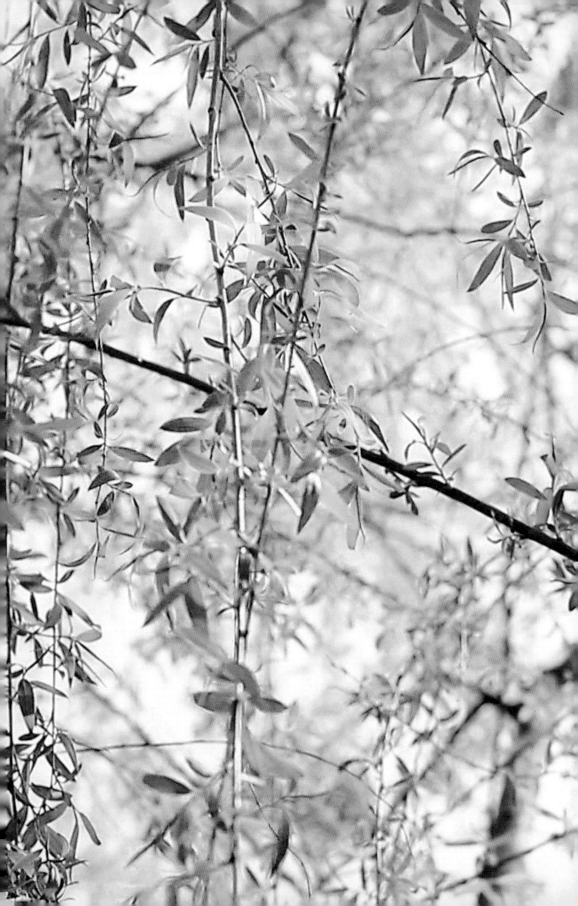

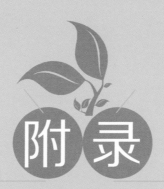

附 录

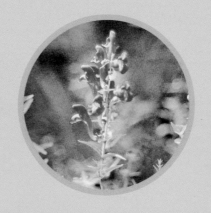

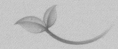

中药的安全性

中药的毒性和不良反应跟三大因素有关，一是药物本身的不良反应，二是因个体差异产生的不良反应，三是医生用药经验不足，药不对症。客观上的药物本身的不良反应，前文所述的常用中草药里约有20%，大部分中草药还是安全的。相比而言，西药大部分都有不良反应，所以笔者始终秉持中药治病，中草药有生命的观念。用有生命的中草药来治疗人的疾病，体现了中国传统文化里"道法自然"的理念。

西药主要是化学合成的，都是无机物，化学合成短期效果特别好，长期服用就有毒性了，有些短期就有毒性反应。这种情况中药里面也有，中药里矿物一类、金属一类的药也是有毒的。有毒的急性效果很好，长期服用会中毒。所以中医临床主要用药绝大多数是草药，这些草药历经古人的长期实践。有些在灾荒年间还可以当菜吃，比如马齿苋、鱼腥草。

《本草纲目》上记载的"大毒"是剧毒中药，如果使用不当能引起急性中毒而死亡。上海市卫生局曾颁布文件，制定剧毒中药有33种，中成药5种，分为两类。第一类有红砒、白砒、水银三种，仅供单位制剂使用。第二类有白附子、生川乌、生草乌、生附子、生半夏、生南星等三十味，可以门诊配方，但需留底盖公章。剧毒成药有白降丹、龙虎丸、四生散、九转回生丹、九分散，至今一些医院和药房还在使用。第一类砒和汞药物含有剧毒，一般人服用后会致死。第二类多为含有乌头碱的药物，如生乌头、生附子、雪上

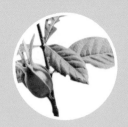 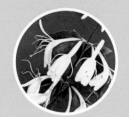 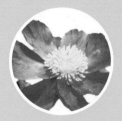

一枝蒿、云南白药中的保险子，这类药有强效镇痛的作用，除了用于止痛，一般不建议口服。此外，含莨菪的风茄花、曼陀罗、杜鹃花类药，生南星、生半夏这类南星科药物也属于第二类剧毒草药。

剧毒中药并非绝对不能使用，古人对它们记载了一些炮制方法和使用方法，此外中医是复方治疗的，其目的就是为了增效和减毒。古代中医早就发现了甘草、茶叶、绿豆、赤小豆、红枣等可以解毒，并在复方中普遍使用，如十枣汤，用大枣来减轻甘遂、芫花、大戟的毒性。甘遂半夏汤，用半夏、芍药来减轻甘遂的毒性等。

除了国家法定的剧毒中药，还有些中药也是有毒性的，长期使用会引起体内脏器的功能异常变化和损害，主要表现为肝毒性、肾毒性、心毒性、肺毒性、血液毒性、内分泌毒性、神经性毒性、免疫毒性、生殖胚胎和遗传毒性以及全身性毒性反应，如马兜铃酸，因具有肾毒性而受到广泛重视，但黄药子、川楝子等的肝毒性，紫草、汉防己的肾毒性以及中药的其他毒性尚没有引起中医界的足够认识和重视。

图书在版编目（CIP）数据

中华本草 / 沈丕安编著 . 一上海：上海科学普及出版社，2017
（科普新说丛书 / 杨建荣主编）
ISBN 978-7-5427-6958-9

Ⅰ. ①中… Ⅱ. ①沈… Ⅲ. ①本草—汇编 Ⅳ. ①R281.3

中国版本图书馆 CIP 数据核字（2017）第 169731 号

策　　划	蒋惠雍	
责任编辑	俞柳柳	
审　　校	沈　伟	张怡纳
助理编辑	陈星星	姚　怡
图片提供	季俊辉	马炜梁
	顺庆生	
装帧设计	赵　军	
技术服务	曹　震	

中华本草

沈丕安　编著

上海科学普及出版社出版发行

（上海中山北路832号　邮政编码200070）

http://www.pspsh.com

各地新华书店经销　　上海丽佳制版印刷有限公司印刷

开本 787×1092　1/18　　印张 16.67　　字数 396 000

2017年9月第1版　　2017年9月第1次印刷

ISBN 978-7-5427-6958-9

定价：59.00元

本书如有缺页、错装或坏损等严重质量问题

请向工厂联系调换

联系电话：021-64855582

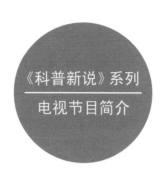

《科普新说》系列

电视节目简介

　　《科普新说》是贯彻《全民科学素质行动计划纲要》，为电视台设立科普栏目提供内容而打造的国内首档大型电视科普系列节目。主要有纪录片式、讲坛式和动画短片式等类型，其中多样化的科学知识经过众多科学家及科技人员的努力，已经变成了脍炙人口、言简意赅的科学新说。希望用最简单有效的方法普及科学知识，惠及百姓民生，真正达到科学让生活更美好的境界。

上 海 市 科 学 技 术 协 会

上 海 科 技 发 展 基 金 会　　特约出版

上海市静安区科学技术协会

《中华本草》

视频二维码

打开微信扫一扫

同步视频轻松看